上部一馬

ガン治療に夜明けを告げる

代替療法、先端療法、
統合療法でガンに挑む7人の
医師・先端医療家たち

花伝社

ガン治療に夜明けを告げる
——代替療法、先端療法、統合療法でガンに挑む7人の医師・先端医療家たち◆目　次

プロローグ――末期ガンと宣告されても諦める必要はない！

今日、二人に一人がガンにかかり、三人に一人がガンで死亡すると言われる。原因は複合的なものにせよ、三人に一人がガンで死ななければならない。となれば、私たちはいつガンを発症してもおかしくない。

ガンの治療法では、手術、放射線、抗ガン剤を使った通常療法と呼ばれる三大療法が主流だ。綜合病院や大学病院、またはがんセンターに入院した場合、この三つの療法が取られることになる。はたしてこの三大療法は、本当に効果があるのだろうか？

これに対して、近年、マスコミの論調が変わってきた。

ガン治療の問題を早くから取り上げ、警鐘を鳴らしてきた学者やジャーナリストたちの活躍に負うところが大きいのだが、とうとう一昨年あたりから有名週刊誌や月刊誌でも、「抗ガン剤は本当に効くのか？」という懐疑的な記事が目立ってきた。

この問題に火を点けた『週刊現代』では、二〇一二年二月半ば、「長生きしたければがん検診は受けるな」のタイトルで、新潟大学医学部教授の岡田正彦氏のインタビュー記事を載せた。結論から言えば、検診する時のX線やCTからでる放射線による被曝の方が、ガン発症のリスクが高まるというのだ。

国際的にみて、日本でのCTの普及率は二位以下を三倍引き離すダントツのトップ。抗ガン剤の使用も世界のトップ。人間ドックという言葉があるのも日本だけだという。

アメリカではガン死が減っている

日本ではガン死が増加傾向にあるのだが、これに対し、実は、米国では九〇年代前半からガン死の歯止めに成功、毎年三〇〇〇人ずつガン死が減少し出しているというのだ。

その背景として、「マクガバン・レポート」の存在が大きい。医療費の高騰に悩んだアメリカでは一九七〇年代、病気と栄養の因果関係を世界的規模で調べた五〇〇〇頁以上におよぶレポートを米国国会議員のマクガバン氏が報告し、動物タンパクや乳製品を中心とする米国の食生活の誤りを指摘し、野菜や魚介類などを食べる日本の伝統食こそが正しいと啓蒙した。

また、一九八五年になって、アメリカ国立ガン研究所（NCI）のデヴィタ所長は、「抗ガン剤でガンを治せないのは理論的にはっきりした」とし、八八年同研究所は数千頁からなる「ガンの病因学」を発表、「抗ガン剤はガンを何倍にも増やす増ガン剤だ」と議会で証言した。

そして九〇年に入ると、米国NCIでは世界に先駆けてデザイナーフーズ計画を策定、ガンを予防できる食品群の摂取を推進、国をあげて乳製品や動物タンパク摂取過多から野菜や果物、穀類などの植物性食品を中心にした食事を推奨し始めた。

また、同じく九〇年代、米国議会の付属機関はガン問題調査委員会を立ち上げ、「抗ガン剤を中心とする通常療法が効かない」とする三〇〇頁におよぶレポートを公表。それにかわる栄養療法、免疫療法、薬草療法、心理療法、運動療法などの代替療法が西洋医学よりも効果的なことを国民に知らせた。その結果、ガン死は減りだしたというのだ。

進行・転移ガン、末期ガンには三大療法は無力!?

国内では、手術、抗ガン剤、放射線療法の三大療法しか保険診療の適用対象になっていない。したがって、三大療法以外の非通常療法を望もうなら、「そんないかがわしい療法するなら直ちに退院して下さい」「三大療法以外の療法には、責任を負えません」と医師から険悪に告げられるのが現実だ。

初期の段階ではそれでいいとしても、問題は再発したガンや転移した末期ガンの場合だ。こうなってくると、三大療法はほとんど無力と指摘する医師も少なくない。当初、ガンの治療に成功したとしても、再発率は六〇～七〇％に達するという声も医療現場から漏れてくる。

「再発、転移ガンの治療が難しいのは、初期の三大療法を施術し、それでもなおかつ再発、転移したガンは抗ガン剤にも耐性を身につけており、三大療法は全く無力」（医師）だからだ。こうした中で、治療の選択肢が三大療法しかない！ というのは、患者にとっても医師にとっても大変不幸なことだ。

しかし、医療現場では圧倒的に医師の横暴が目立っている。酷い場合は「精密検査の結果が出ていないのに手術日が決定している」（患者の家族）こともある。また、「もう末期の全身転移ガンで無理とわかっているのに、抗ガン剤が再々度使われる」（元がんセンター勤務医）。「治療の手立てがない」「保険診療に認められている」から抗ガン剤が使われるのだろうか。

医療現場を直視する有名大学外科医は、「抗ガン剤が効くのは初期や短期間の場合で、長期間投与では逆にガン細胞が耐性を身に着け、効かなくなる。免疫力が低下し、発ガンの原因となるので長期間投与しても効果がない場合は、抗ガン剤に頼るべきではない」と断言する。

医者は自分がガンになったら、抗ガン剤は使わない

ある著名な医師は、学会で新薬を発表した有名大学教授に尋ねた。

「では、先生はご自分がガンにかかったら、その抗ガン剤を自分に使いますか？」

教授はしばらく言葉を告げず絶句した挙句、「うーん」と呻ったという。こうした不可解さは、抗ガン剤問題を白日の元に炙り出し、『抗ガン剤で殺される』（花伝社）、『ガンで死んだら110番 愛する人は〝殺された〟』（五月書房）などのセンセーショナルな書を著した熱血ジャーナリスト、船瀬俊介氏がよく話題にする。

ショックを覚えるのは、二七一人中の医師に「自分がガンになったら、抗ガン剤を使いますか？」と質問したら、使うと答えたのは一人しかいなかったという。あとの医師は患者には抗ガン剤は使うが、自分には使わないのだ。

医師はすでにわかっている。抗ガン剤は発ガン物質であることを。

「ガンで死ぬのではなく、ガンの治療で命を失うのだ」

――これは諏訪中央病院名誉院長の鎌田實医師の言葉だ。こころある医師は医療現場で苦しんでいる。これでは医師も患者も不幸でしかない。

現在の状況は、行政の壁が三大療法以外の選択肢の提案に大きな阻害要因になっている一例だ。何しろ、保険診療と自由診療の混合医療は一部しか認められていない。これを押し通し自由医療をやろうものなら、全額自由診療として医療費を請求される仕組みになっている。

患者にとってはいち早く混合診療が認可され、三大療法以外に保険が適用されることを望むばかりだ。

「自分の命を人に委ねるなかれ」

その死が多くのファンを悲しませた筑紫哲也氏は、「自分の命を人に委ねるなかれ」と暗に一方的に行われた現代医療への警鐘を遺し、逝った。

ことは自分の命がかかっているのだ。なぜ、医師に「あなたは末期で余命三カ月」「手術に成功しても半年は生きられません」などと言われないといけないのだろうか。

余計のお世話である。「その宣言を聞いただけで患者はショックを受け、〝自分は死ぬしかない〟と思いこみ、治そうという気力も萎えてしまう」(医師)

ガンに罹って助かる場合は、「病院から追い出されたケースか、現代医療では手に負えないと見放されたケース」(医師)という、辛辣な医療現場からの声も少なくない。もとより、「ガンを治せない医師が三大療法しか知らずしてガンを治そうとしている現実に問題がある」と、統合医療を推進する医師は述べる。

筆者は二〇年以上、医療現場を取材してきた。近年では、免疫力を上げるためのライフスタイルを説く啓蒙書が増えてきた。「体を温めよう」「玄米菜食をしよう」「ストレスのない生活への見直し」「温泉に入ろう」といった風潮だ。これらは免疫力を向上させ、大いに予防医学に貢献できるものだろう。

しかし、転移・進行ガンを治す場合は、そんなに簡単ではないことも知る必要がある。末端の開業医レベルでの医療現場では、単独ではなく様々な薬剤や代替療法を多角的に組み合わせ、併用するケースが多い。とはいえ、大方の人が何をどのように組み合わせたらよいのか、まったく情報を掴めてないのが大半なのではないだろうか?

肺に無数に転移した五七歳の女性は三カ月で死線を乗り越えた

末期ガンと宣告されて〝もうダメだ〟と諦める必要はない。ガン克服の道は名医たちを取材することで、明らかとなってきたからだ。しかし、ガン治しを甘く考えてもいけない。

本書では、保険診療以外でガン治療に最も効果的な温熱療法、テラヘルツ療法、指圧療法、免疫細胞療法、アロマセラピー、サプリメント療法、栄養療法、運動療法などを駆使し、ガン患者や難病患者を治癒に導いている先端の医療家や名医たちが行う自然・代替療法を紹介する。

中には、「余命三カ月」「全身転移で手の施しようがない」「手術しても長くて一年は持たない」などと宣告され、現代医療から見放された人々も少なくない。しかし、いい医師と出逢い、先端医療や代替医療を受け、死線を乗り超え幸せを享受している人々も多数存在する。

本文に入る前に、余命一、二週間で手の打ちようがないと宣告されたにもかかわらず、A級人参ジュースと民間療法を三カ月間実践することで、見事に死線を乗り越えた五七歳の女性(愛知県豊田市在住)の症例をご紹介しよう。

この女性は二〇一一年の初夏より咳が続いていた。閉経を迎え、出血が酷くなり、更年期障害と思っていた。同年九月の検査結果は子宮体ガンで、肺まで転移していたことがわかった。子宮体ガンの主な治療法は、子宮全摘手術の後、抗ガン剤治療が主だった。しかし、「体力とガンの転移の状況から手術はできない」と告知され、ゲルソン療法を選択した。

養生法として、一時間おきに約二〇〇ccのA級有機ニンジンジュースを一日、一〇～一三回、薬菜園のベジパウダーを一日六～七袋飲んだ。また、天然のノニジュースを三日で一〇〇〇cc飲んだ。食事は旬の有機野菜中心の玄米菜食に切り替え、肉類は一切食べなかった。

調味料は合成添加物を一切廃し天然塩を使い、油はオリーブオイルにし砂糖も一切不使用。お風呂は一日二～三回入った。また、家族でよく笑った。

その結果、二〇一一年一二月のCT検査では、肺に無数に認められた腫瘍が一切消失したことがわかった。また、一二年三月のCT検査でも異常がないことが判明した。

これは、統合医療医師の会・宗像久男会長から提供された症例だ。会長は言う。

「本来、ガンは代謝病なので、体を温めサプリメントなどで免疫を高めながら代謝を高めてゆけば、ガンは自然消滅するものだと思います。実際、アメリカでは動物タンパクや乳製品を制限し、ガンに効く植物性食品の摂取を啓蒙した結果、ガン死の歯止めに成功しだしているのです。生活習慣を改善すればガンの罹患率を抑え、やがて減少させることは可能なのです」

宗像会長は日本からガンを撲滅する運動を展開中だ。

自分の命は自分で守る

全部が全部、こういう具合にガンを自然消滅させることは難しいのかもしれないが、少なくともここには大きなヒントが隠されていないだろうか？

本書では、何がガン治療のターニングポイントとなるのか、ガン告知をどう受け止めれば良いのか、どうすればガンを攻略できるのか——こうした疑問に応えた。結論から言えば、現代医療から見放されても諦めることはない！　に尽きる。

ガンになったことを機会に生命の危機をチャンスと捉え、意識を変革し、食生活とライフスタイルを変え、強力な代替療法を自宅で実践することが生還への大きな道筋となるだろう。

「病院任せ、医師任せ」は止め、「自分の命は自分で守る」意識の確立が大切なのではないか。せっかく戴いた命だ。方法はある。希望を捨てなければ道は開ける。それは自然治癒力を高めることだ。

「人間は誰でも体の中に百人の名医を持っている」——自然治癒力を説いた医聖ヒポクラテスの至言を胸に、本書の頁を繰っていただきたい。

二〇一二年五月

ジャーナリスト／上部一馬

第1章　天才治療家が辿り着いたテラヘルツ療法

——気経絡調整で慢性病打破

気経絡調整講座主宰

佐藤清

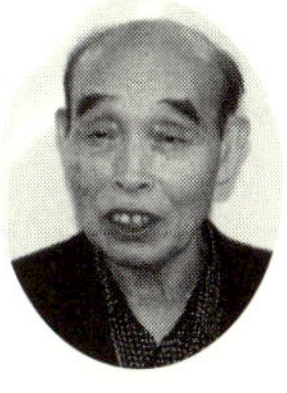

一九三六年生まれ。接骨師・鍼灸師。小学生の頃から手技を父から学ぶ。周恩来首相の主治医であった馮天有氏とその師である羅有名師に師事。中医学の奥儀を伝授される。スポーツ界の有名選手やオリンピック選手などを極秘に治療。巨人軍やオリックス、全日本バレーボールの男子チームをなどの治療を手がける。捻挫からガンまで幅広い治療に天賦の才で応じ、薬草にも造詣が深い。治療器の発明も多く、特許も多数。

後漢末期三国の時代、名医華陀は魏の曹操に仕えた。が、その名医ぶりが仇になって殺されてしまった。中国では現在、羅有名女師が「華陀の再来」と称賛される。この女史から秘術を伝授された鍼師・佐藤清院長が指導する気経絡調整法で、凝りや疼痛のほか、慢性病などの改善例が続出している。この気経絡調整法は、誰でも二日間でマスターでき名医になれるという。その真髄に迫った。

1 「羅天清療法」誕生秘話

「三日で病気やケガを治す人がいたら、お前は一日で治せ!」

富山市内を拠点に全国のサロンで活躍する佐藤清院長(気経絡調整講座主宰、七五歳、富山市)は、越中おわら節の師範でもある。その寂びのある声は、県内の民謡界でも人気だ。鍼灸の世界に入ってすでに五〇年以上、半世紀もの間、東洋医学を駆使してきた。治療に関する話題に及べば、その弁舌はとどまることを知らない。

江戸時代から代々、八尾の地で漢方医として根付き、男四人女二人の兄妹のうち、男四人は全員治療家だ。父親は昭和一一年開業、富山県のカイロプラクティックの草分けで、「カイロと指圧で結核を治す名人」と称された。当時、結核は不治の病とされ恐れられていたのだから、手技でこの病を治したというのは奇跡的なことだ。

「病気やケガを一〇日で治す人がいたら、お前は三日で治せ。三日で治せる人がいたら一日で治せ。一日で治せる人がいたら、お前は一回で治せ。より早く、より正確に。人の病んだところに自然と手がすっと伸びるような治療師になれ」

これが父から受けた薫陶だった。なんと小学校五年の時には、父親から気功や瞑想、呼吸法などを叩きこまれたという。

「〝足先から息を吸って、頭頂からエネルギーを取り入れるのだ〟と父親から伝授されましたが、こちらは小学校五年で遊びたい盛り、〝えっ、足から息を吸う?〟そんなこと言われても何のことかさっぱりわかりませんでした」

とはいえ、中学生で治療院では父親の代わりを務めていたというのだから、その腕前は相当なもの。接骨、鍼灸経絡理論など東洋医学を専門学校で学び、技術に理論づけした後、富山で開業した。徐々に口コミでその名は広がり、最盛期には三つの治療院に一日四五〇人ほどが来院するという、休む暇もないほど患者が押し寄せた。

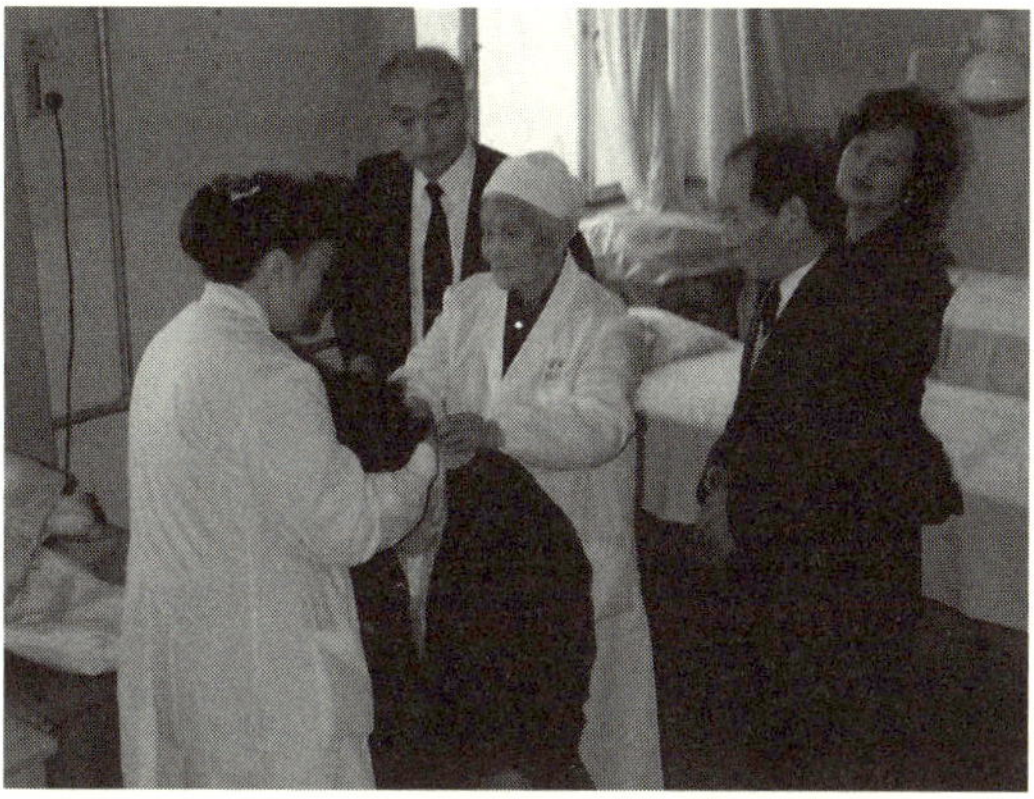

「華陀」の再来と言われる羅有名女師から秘技を伝授

師を求めて中国へ

「富山に腕のいい鍼師がいる」――佐藤院長の名は一気に全国に広がった。

そんな時、田中角栄政権下、日中国交の影の立役者と言われた人物から、鄧小平のムチウチ症と坐骨神経痛を治した名医がいることを聞き、再度中国を訪れた。中山医学院で中医学を学んだ以来の訪中で、名医が行う技術を日本のために広めたいというのが目的だった。

この名医が世界に名を馳せる馮天有氏だった。当時中国では、中国医学と西洋医学を統合させる国家プロジェクトを進めており、馮天有氏はその最高責任者だった。

周恩来首相の主治医でもあった同氏と色々話しているうちに、馮天有氏にはさらに師匠がいることが判明。そこで翌日、一軒の治療院を訪ねたら、玄関の外まで患者が溢れていた。中に入ってみると、白衣を着た小柄な老婆が次から次と猛スピードで治療しているではないか。このお婆ちゃんこそが、中国史上最高の名医、華陀の再来と言われる羅有名女師だった。当時九九歳。八〇歳の時に一日五〇〇人を治療したという記録を持っていると聞き、仰天した。この女師から捻挫や腰痛などを瞬時に治す秘術や理論を教わった。

女師と佐藤院長の間には、その後面白い逸話が残された。佐藤院長は、中国の歴史に名を残す名医から指導を受けたことで、感動とお礼の意味を込めて言った。多少ゴマすり気味に「どうぞ先生、二〇〇歳まで達者で長生きして下さい」。これの返答がふるっていた。

「何をいうのですか？　私は四〇〇歳まで生きるつもりです」

佐藤院長は驚き、平謝りに謝った。流石は華陀の再来と言われるだけあって気力が素晴らしかったという。

「羅天清療法」とは、この二人の達人から戴いた名前に清を加えた療法名だ。ここに薬を使わない、手技と良質な水、サプリメント、食事療法などを駆使する治療法の誕生を見た。

大好きな長嶋元監督の要請で、松井秀喜選手を一回の鍼治療で治した

この羅天清療法は瞬く間に全国に広がり、高校野球からプロ野球、全日本バレーボールチームからも治療を要請された。

高校野球の名門、報徳学園や大阪桐蔭学園の選手なども治療し、読売巨人軍の宮崎の合宿所にも呼ばれた。佐藤氏自身も四番でピッチャーだったこともあって、故藤田元司監督や大好きな長嶋茂雄元監督などをはじめ、当時、若大将と言われた原辰徳現監督のアキレス腱を治療し、交友が深まったこともあった。現在の専属トレーナーは佐藤氏の信奉者だという。

国内では屈指の長距離打者として追随を許さず、米国で大リーガーとなった松井秀喜選手も、膝痛で阪神との開幕戦に欠場が危ぶまれていた時、長嶋監督からの治療要請があった。この時、松井選手が外科手術を受けたなら、一年は棒に振るはめになる危機でもあった。

「この膝痛はタナ障害といって手術以外に治療法がなかったのです。この時、鍼を特殊なツボに打つほかないと決心したのですが、ここは飛び上がるほど痛いツボなのです。しかし、流石に松井選手は顔色一つ変えませんでした。驚いたことに鍼を膝のツボに打つ時、思いっきり打ったところ、何と鍼がポーンと跳ね返されてしまったのです。私はこれまで何千回、何万回と鍼を打ってきましたが、後にも先にも鍼が跳ね返されたのはこれが初めてです。松井選手の筋肉は硬いばかりか、とんでもなく弾力性に富んでいたのです。松井選手はやっぱり人間じゃないですよ。ゴジラでした」

講演会で佐藤院長は、このネタで爆笑を誘う。

この他、ヨーロッパチャンピオンとなったプロゴルファーのセベ・バレステロスを治療したことも忘れられない記憶だ。

日々進化する治療法

佐藤院長が治療を手掛けた患者の中には、現代医療から見放され、不治の病と宣告されたが、日常生活になんら支障がないまでに回復できた人も相当数に上る。

現代医療では転移ガン・末期ガンなどのほか、アルツハイマーや難聴、脊柱管狭窄症、ヘルニアなどはほとんど回復の見込みがないとされているが、こうした不治の病から回復できるとあって、年間三分の二は全国を飛び回る日々だ。

その療法は日々進化。二、三年前の治療方法はすでに過去のものだ。

「何かもっといい治療方法はないかと常に考えているので、ふと夜中あたりにインスピレーションが湧くのです」

と佐藤院長は語る。

最近武器にした療法は、鍼を使わずテラヘルツという一兆/秒Ｈｚの超高周波を放射し、疼痛の緩和などに即効性を発揮するハンディタイプの経絡調整器と、ミニマット型温熱ヒーターをベースにした温熱療法だ。

これに天然のメシマコブとノニのサプリメントを活用する。とくにノニは、佐藤院長自らラオスの奥地に出かけ、発見したものを使用した。この天然ノニからエキスを抽出し、これに特殊製法で九回焼いた竹の塩、そして、四〇〇〇m以上のヒマラヤの高山にしか自生しないというヒマラヤ人参、漢方伝来のサンザシを加えたもので、痛みの緩和に即効性が得られるという。このサプリに、テラヘルツ波を放射する経絡調整器、温熱効果が得られる温熱ヒーターを使えば、あらゆる痛みをその場で緩和でき、末期ガンといえども二カ月から半年前後で健康を回復させることが可能だという。

2 高溶存酸素水の開発に成功

「すべての病気は酸素欠乏症である」(野口英世)

かつて野口英世博士は、「すべての病気は酸素欠乏症である」と述べた。

これを世界ではじめて医療に応用したのが、ドイツのデュッセルドルフ大学のパクダマン医学博士だった。博士は経口酸素療法の研究を経て、ついに二ℓ中に酸素を六〇㎎溶存させた水＝高溶存酸素水の開発に成功した。山の清流は、二ℓ中に一五㎎の酸素しか含まず、人工的に酸素を溶け込ませても一〇㎎詰め込むのがやっとだったのだ。

酸素が水に溶け込むとは、水分子に酸素分子が化学連鎖したことを意味する。この水分子に酸素分子が入ると酸素分子は水膜で保護されるのだが、人間の発熱などの原因でこの水膜が破れ、酸素分子が解放され、各細胞組織に新鮮な酸素をいきわたらせることができる。

したがって、胃や腸の細胞に酸素が吸収され、門脈を通して体内の血液循環システムに届く。この補充酸素は肺から吸収された酸素とまったく同じように機能し始める。

通常、肺から取りこまれた酸素は、動脈流に乗って肺動脈を一回りし、血液に取りこまれる。そして、古くなった血液の二酸化炭素と酸素のガス交換が行われる。これが新鮮な酸素が細胞に運ばれる仕組みだ。

深呼吸や腹式呼吸をすると、肺中の古い酸素が新鮮な空気にかわる。身体がリフレッシュされるのは、酸素が体の隅々まで運ばれるからだ。酸素によって血液がサラサラとなり、腸や肝臓、腎臓、脳、心臓などの細胞組織のミトコンドリアが活性され、ＡＴＰというエネルギーが作られる。そして、新陳代謝が活発化されるというわけだ。

また高溶存酸素水は、胃ガンや胃潰瘍、胃炎などの原因とされるピロリ菌を殺菌することができる。ピロリ菌は酸素を嫌う嫌気性なので、酸素に触れると死んでしまうからだ。

この嫌気性の菌では、中高年がほとんどかかるという歯周病菌もそうだ。歯周病菌が肺に侵入することで、糖尿病や心臓病、心筋梗塞などの慢性病を誘発するという説もある。歯周病菌に由来する病気も高溶存酸素水を飲むことで、予防することができる。

さらなる高濃度酸素水の開発に成功

これを知った佐藤院長は、酸素はもっと入るはずと考え、様々な試行錯誤の結果、地下水と天然水を使い、前出のパクダマン博士の水の約三倍も酸素を含有する高濃度の溶存酸素水を作り上げたという。この高溶存酸素水の効果はてきめんだった。

「飲んで三〇秒もしないうちに体全体に劇的な変化が起こります。まずどの患者さんも体が柔らかくなり、体が硬くて前屈できなかった人も、高溶存酸素水を飲むとなんと床に手が届くようになるのです。

野口英世が言ったように、酸素はすべての病気の鍵です。ガンやアルツハイマー病をはじめ、ほとんどの病気は酸素の欠乏だと思います。それからほとんど病原菌は、嫌気性です。嫌気性病原菌は酸素なしで生きてゆけますが、酸素にあたると死んでしまうのです。ガン細胞は細菌ではありませんが、酸素が欠乏すると活性化します。ストレス、過労、睡眠不足、お酒の飲み過ぎ、喫煙、運動不足などが血中酸素濃度と血中酸素分圧を低下させ、免疫力を低下させるのです。それと同時に血中酸素濃度が高まれば、赤血球のヘモグロビンの活性が高まるのです。肝機能が解毒のために大量の血中酸素を必要とすることがわかってきました」

この佐藤院長の着眼は、的を射ていた。事実、体内で血中の酸素濃度が三〇％ほど低下すると発ガンすることが解明されている。免疫理論の第一人者の新潟大学大学院の安保徹教授は、最近著した『新がん革命』（ヒカルランド）で、次のように述べている。

「発ガンは、低体温と低酸素の環境で引き起こされ、細胞が酸素を必要としない解糖系で分裂するのです。したがって、解糖系に遠慮してもらい、体を温め、深呼吸をし、ミトコンドリアの働きを復活させれば、ガンの分裂は一カ月で完全に止まります。これを三カ月も続ければ、ガンの増殖はストップできます」

高溶存酸素水で血中の酸素濃度を高め、免疫力であるリンパ球を活性させる天然メシマコブなどを摂取し、腸管免疫を活性させれば、ガンの排除力はさらに高まるはずだ。佐藤院長から指導を受け、ガンや難病から克服できた人は数知れない。

【甲状腺ガン、婦人科疾患を改善】（塚田洋子さん、富山市、四六歳　元介護師）

塚田洋子さんは一九九五年、以前から患っていた甲状腺が悪性腫瘍であることが判明した。「以前は甲状腺腺のう胞と診断され、療養しているうちバセドウ氏病を併発し、眼球が飛び出て、眼球が緑色になる症状がでて、手術を受けたことがあったのです」と塚田さん。

●治療：五年前からメシマコブとノニを勧められ飲んでみることにした。

●結果：「メシマコブは朝・昼・晩と二包ずつ飲み、ノニは一〇粒ずつ飲みました。その結果、甲状腺ガンの方は二カ月で消失し、子宮筋腫、子宮内膜症は半年ほど経ってエコーで検査したら、消失していたのです。ホルモン剤を飲んで効果がなかったので、病院では驚いていました。

今もメシマコブは、一日二ℓのお湯で煎じて毎日飲んでいます。先日、顎関節症を発症し、口が開かなくなったので、テラヘルツ・ホルミシス療法を一回五分受けたら、それだけで口が開けるようになり、先生にはいつも助けられています」という。

【五年後卵巣にガンが転移】（田中佳子さん、富山市、七七歳）

田中佳子さんが末期のS字結腸ガンと診断されたのが二〇〇三年七月。「尿も出なくなって、これで駄目かなと思いました。手術し、抗ガン剤治療を一週間に一本、一〇回受けたところ、骨と皮のような状態になり、半年間副作用で苦しみました」

ところが、昨年からお腹にしこりができてきて、九月には五、六㎝の大きさに拡大。卵巣にガンが転移していることがわかった。そこで、八尾整骨院で治療を受けることにした。

●治療：「九月から毎日通い、テラヘルツ・ホルミシス療法を受け、温熱ヒーターを二〇分ほど受けました。ノニは朝・晩一日一～二包を飲みました」

●結果：「徐々に元気が出てきて、一カ月でしこりが小さくなって、腰の痛みも消えてきました。最近行ったCT検査では異常なしで、転移もしていないことがわかったばかりです。周りの人は〝どうしてそんなに元気になったの？〟と不思議がっています」

田中さんは嬉しそうだ。

3　三大療法のみでは転移・進行ガンを治すのは難しい

抗ガン剤の長期間投与は効かない

佐藤院長の治療院では、こうしたことが日常的に起きている。

もし、進行・転移ガンにかかった患者が大学病院、がんセンターなどに入院し、現代医療にかかった場合、はたしてこう上手くガンを克服できたかどうかは不明だ。

現代医療では手術、放射線、抗ガン剤治療の三大療法しか保険診療に認められていないから、「温熱治療をします」「メシマコブのような免疫系のサプリメントを摂ります」などと言おうものなら、「そんな民間療法に責任がもてない」、酷い場合は、「どうしても民間療法をしたいならこの病院を出て行って下さい」と言われるのが現実だ。医師にしても温熱療法とはいかなるものか、サプリメントでは何が効くのか、患者から質問されても、どの病気にどの薬剤を使うかは知っていてもサプリメントの知識はほとんど皆無なので、答えようがないのだ。

また、前述の二人は抗ガン剤治療で苦しみ、長期間投与で効果が得られなかった人たちだ。こうなった場合、三大療法では大変難しいというのが医療現場の圧倒的な声だ。

先端の医療を行う有名外科医は、「抗ガン剤が効くのは初期や短期間の場合で、長期間投与では逆にガン細胞が耐性を身に付け、効かなくなる。免疫力が低下し、発ガンの原因となるので長期間投与しても効果がない場合は、抗ガン剤に頼るべきではない」と答えている。

また、抗ガン剤が認可される過程での試験期間は一カ月。しかも、有効率は二〇～三〇％前後。一〇人中二、三人のガン細胞が五〇％縮小したならば認可されるのだ。これは残りの七、八人には効かない場合があることを意味する。ガン患者が闘病を続ける期間は一カ月ではない。半年から一年間も闘病しなければならない。そこまで追跡した試験期間ではないのだ。

抗ガン剤の長期間投与では、ガン細胞はアンチドラッグジーン（ADG）と言って、遺伝子を変える。そして、抗ガン剤に耐性を身につけ、やがて効かなくなるという。殺虫剤を撒いた当初は害虫に効いても、やがて害虫が遺伝子を変化させ耐性を身に付けるので、徐々にその農薬が効かなくなる。これと同じ現象がガン細胞に起こるというのだ。

一九八五年、これを証言したのが米国立がん研究所（NCI）のデヴィタ所長だ。続いて一九九〇年、米国議会の技術評価局（OTA）が抗ガン剤中心の通常療法の無効性を、三〇〇頁におよぶ「OTAレポート」で公表した。この問題は前出の船瀬俊介氏の『抗ガン剤で殺される』（花伝社）に詳しいので、是非お読みいただきたい。

免疫療法を行うなら抗ガン剤は使うべきではない

さらに問題なのは、医学界で新薬として華々しく登場してくる抗ガン剤新薬の延命期間のことだ。その期間とは、何と〝三カ月〟。たった三カ月延命するかどうかで、大学教授たちは大騒ぎしているという。これは、現役バリバリの有名大学病院の若き消化器外科医からのリークだ。この外科医は、はっきり断言する。

「三大療法は免疫を落とす療法なので、免疫療法で治療する患者には抗ガン剤は不要です。抗ガン剤を使って効果がなかったら、使わないのが賢明です。三大療法の副作用を緩和するためには免疫療法は必須です」

要するに、この医師によれば〝三大療法が効果がある〟と判断できた場合にはこれを行い、再発、末期ガンの場合では患者のＱＯＬ（生活の質）を高めながら、ガンと共存していく療法の方が効果的だというのだ。

したがって、前出のガンを克服した二人は、土壇場のぎりぎりのところで賢明な選択をしたことになる。また、病気を治せる医療家と出会っていい治療を受け、生死を分けた好例だ。本書プロローグでも明らかにしたが、「ガンで死ぬのではなく、ガンの治療で死ぬのだ」――鎌田實医師の慧眼だ。

4　二一世紀はテラヘルツの時代

近年、ガン治療の場合では、局部に四二〜四三℃以上の熱を入れる温熱療法が最も有効だとする意見が増えてきた。ガンは熱に弱い特質があるからだ。

佐藤院長が用いる〝テラヘルツ効果〟が得られる照射装置を患部に当てるだけで、直接、ガン細胞を攻撃できる。できるなら、一日一時間でも三〇分でも「アチィ、アチィ！」と我慢しながら、当てるのが効果的なようだ。この温熱療法では、一日中別な機種を前立腺にあて、「アチィ、アチィ！」と我慢しながら、ガンを消失させた有名クリニック院長のエピソードが有名だ。

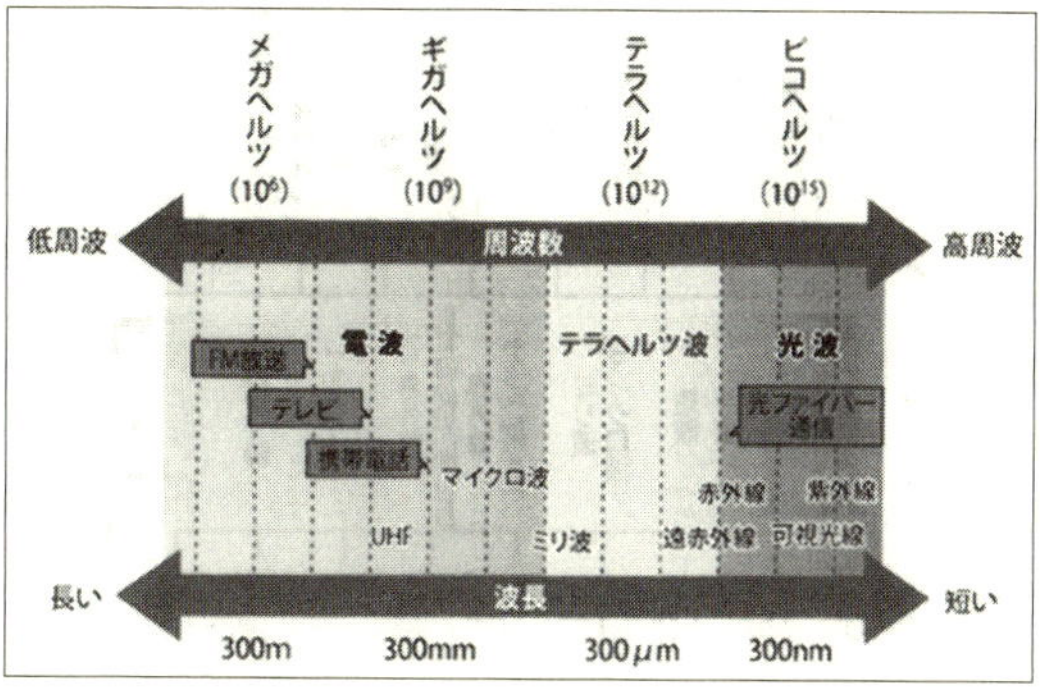

様々な電磁波の種類

テラヘルツは三から一〇〇〇μmの波長領域

前出のテラヘルツとは、科学的に証明された遠赤外線を超えた精妙な周波数帯のこと。簡単に言えばこうだ。

空間または宇宙は、真空だと思っている人が少なくない。しかし、電波や赤外線、X線などの電磁波が飛び交っていることは、物理学の世界では常識だ。波長の長い順では、携帯電話や電子レンジに使われるマイクロ波（電波）、赤外線がある。その次が遠赤外線と重なるテラヘルツ波だ。そして、近赤外線、可視光線、紫外線、x線と波長の短い順となる。

人体にとって健康な波長領域は可視光線からテラヘルツ波までだ。波長の短い紫外線やX線に長時間曝されると、細胞の結合が破壊されるうえ、慢性病の九割に関与すると言われる活性酸素が大発生する。これが細胞組織を破壊、遺伝子を損傷し、細胞のコピーミスを起したりして、ガンなどを発症する懸念もある。

この中でテラヘルツ波とは、波長が三〜一〇〇〇μmの超遠赤外線領域の波長をもつ。一秒間に一兆（一〇の一二乗）回前後振動するという、途方もない振動数（ヘルツ）だ。このテラヘルツの研究では、国内では量子物理学が専門の日本テラヘルツ協会の新納清憲理事長が詳しい。

「テラヘルツ波とは、波と直進する粒子の性質をもっており、一つは赤外線レーザーや自由電子レーザーと半導体との共振で発生するコヒーレントな人工光、もう一つは月や惑星、宇宙光、動・植物、鉱物などが発するインコヒーレントな自然光の二つに分類できます。人体からもテラヘルツ波が放射されており、放射量と平均放射率が高いほど生命力が高いと言えます。

このテラヘルツ波は透過性が高く、細胞を構成している分子運動に好影響を与え、とくに水分子はテラヘルツ波を吸収し、保存することができ、また周りの組織を構成する分子と共振、活性化することができます」という。

例えば、人体からもテラヘルツ波が放射され、赤ちゃんの放射量が一番多く、加齢に伴い放射量と率は低下するという。よく「オーラが出ている」とも言われるが、この光は、写真にも撮れるというのだ。かつての巨人軍の燃える男、長嶋茂雄監督のオーラは素晴らしかった。側にいるだけで、どなたも熱いエネルギーを感じたのではないか。

テラヘルツの科学的な医療効果では、この周波数を照射することで生命体の活性化、細胞内の酵素やＤＮＡの修復などが可能という。また、照射された物質の特性を引き出し、しかも、変性した物性は時間が経過してもその効果が持続するという、これまで考えられなかった現象が起こるというのだ。どうやら、偉大な宗教家や気功家が手のひらから出すエネルギーは、このテラヘルツ波らしい。これが、奇跡ともいえる現象を引き起こしていたのかも知れない。

前出の新納清憲理事長が完成したテラヘルツ波発信装置は、転写・吸収させたい物質をベルトコンベアに乗せ通過させるだけで、テラヘルツの放射体に変質させることができるという。

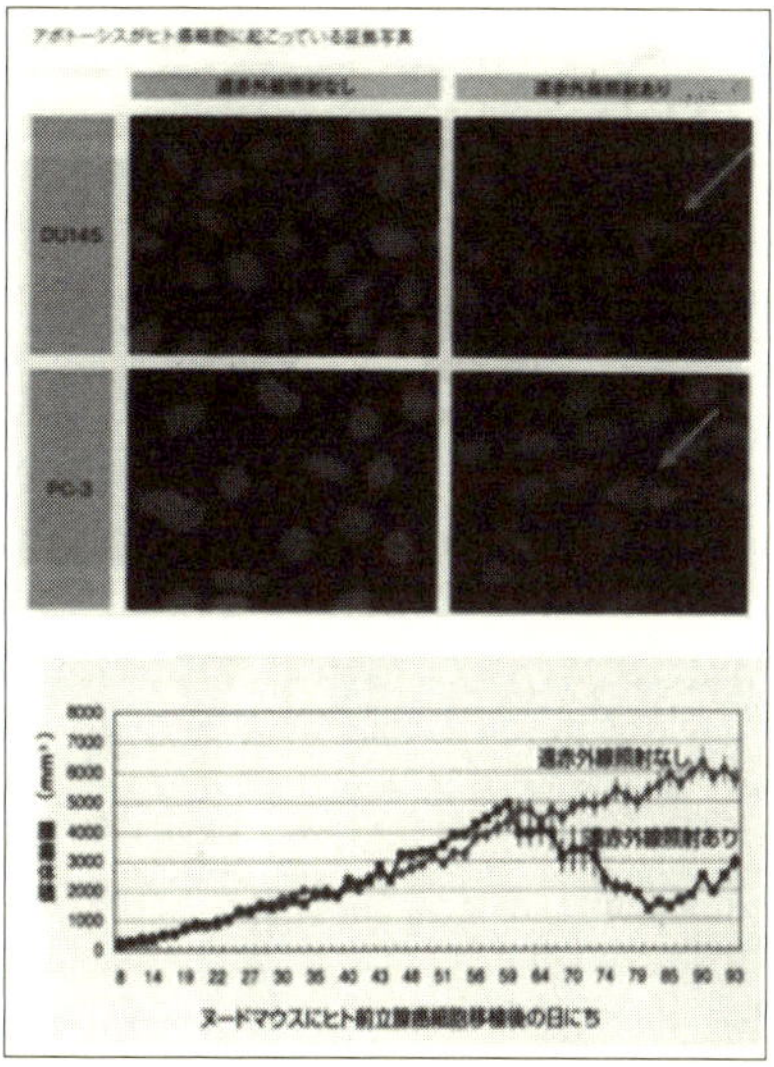

ヌードマウスに移植されたヒト前立腺ガン細胞が遠赤外線により増殖が抑制された

しかも、この発信装置を素通りするだけで、人体や水、動・植物も変質可能だ。研究所ではこの中に人が入って通過したところ、リラクゼーションが得られ、熟睡できた人や体調が良くなった人が続出したという。

すでに市販される製品では、テラヘルツ波発信シール、ネックレス、マットなどが人気だ。シールは肩こりや腰痛、関節痛などが緩和するという。

ガン細胞の増殖を六〇%抑制することを掴んだ

また、痛みの軽減やストレス解消、熟睡効果などが愛用者から報告される一方で、同協会医療部会長の島博基医学博士は、テラヘルツ波を照射することでガン治療にも効果的な動物試験結果も発表、実用レベルに達していることを証明している。

ガン治療では、ただ単に免疫力に頼るよりはガン細胞をアポトーシス（細胞の自殺死）に誘導するのが、より効果的とする説が有力になってきた。免疫力を高めるだけでは、ガン細胞を直ちに攻撃するには弱いことがわかってきたのだ。

免疫とは異物を攻撃、飲み込むマクロファージやナチュラルキラー（NK）細胞などのリンパ球のこと。これを活性することでガン細胞の増殖を止め、細菌やウイルスを死滅させることができると考えられていた。さらにガン細胞の増殖を阻止するのは、ガン細胞に「自殺死しなさい」という、アポトーシス誘導をする酵素を活性する方がいち早くガンを叩けるというのだ。

同博士の試験では、ヒト前立腺癌細胞を使った。このガン細胞を培養皿に入れ、遠赤外線を照射し、照射しなかった場合と比較した。

その結果、テラヘルツ領域の波長がガン細胞の増殖を六〇%も抑制できることが分かった。さらにこの細胞を電子顕微鏡で観察したところ、アポトーシスを起こした際生じる細胞の核膜の変形や、ミトコンドリアの膨化などが観察されたという。

おそらく、ガン細胞内の酵素が細胞に「自殺しなさい」との指令を出したのかもしれない。

詳細は、島博士の『分子と心の働きを知れば本当の健康法がわかる』（パレード）に詳しい。

この他、筆者はテラヘルツ波を二、三分照射したところ、被験者の魚の目の痛みがほとんど消失、数週間以上持続した症例や、歯の痛みが瞬時にその場で消失した症例などを確認した。また、週三回人工透析している患者の腎機能が、何と一五分前後数回テラヘルツ波を照射するだけで、改善傾向を示した症例などを取材できた。どうやら透析だけでなく、ガンや難病治療にも効果的な症例もあるというのだ。

これが事実なら、まさに医療革命の夜明けは近い。意識とも共振しあうこの波長を医療に応用すれば、医療費は大きく削減できる可能性が高い。

気経絡調整師を養成し医療費を削減

そこで、佐藤院長が考えた医療費削減のための戦略は、このテラヘルツ波を使い、保険診療を使わずに自分の病気や痛みを素人でも格安で治せるという、気経絡調整師を全国に増やすことだ。患者を病院に集中させるのではなく、格安の気経絡サロンで痛みを消失させ、ガンなどもこのテラヘルツを使った温熱療法や免疫強化療法で撲滅しようというものだ。

無論、薬事法や医師法が大きな壁として立ちはだかっているので、気経絡調整師は気の調整だけを施術する。患者は自分で自分の体に機器を当て気の調整をすればいいので、薬事法や医師法に抵触することはない。

佐藤氏が考えた治療体系は全くシンプル。体を流れる一二本の経絡と、体の中心線を前後に走る任脈と督脈に気が流れていれば、人は病気にならないという中医学がベースとなっている。これは気功では小周天という秘伝の功法だ。

具体的には、二五㎝×一三㎝のパッドがついた温熱ヒーターを胸と背中に一日三〇分ほど当てれば、任脈と督脈に気が流れだす。腰痛や肩こり、膝痛の場合は、患部にテラヘルツ超高周波効果のある気経絡調整器を二、三秒当て、「アチィ、アチィ!」を三、四回繰り返せばいい。そうすると、任脈と督脈の流れが活性化し、全身に

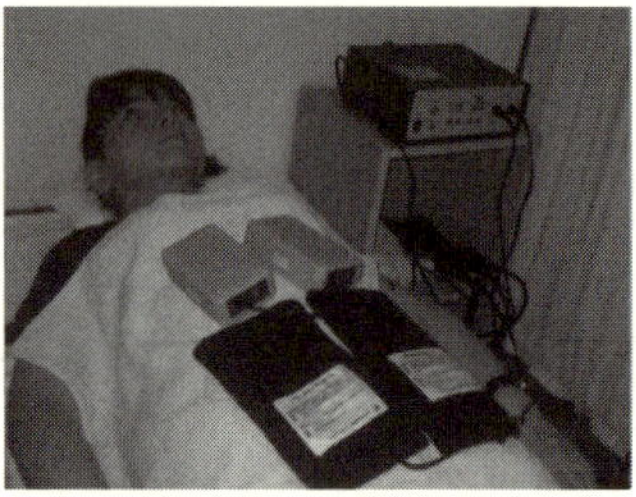

経絡調整器を用いた羅天清療法の様子

三六〇ヵ所、三〇〇〇ヵ所とも言われる経穴が活性、血流やリンパなどの体液の流れが円滑化される。そして、免疫力が活性化し、自然治癒力が高まる。その結果、慢性病を予防できる可能性が高い。

さらに免疫力を高めるには、免疫細胞を作る胸腺がある胸の真ん中を表と裏から、気経絡調整器で胸を挟み込むように当てるのが効果的と佐藤院長は解説する。

「〝アチィ、アチィ!〟と患部に三、四回当てると、テラヘルツ波と超高周波効果で、あらゆる病気を治すタンパク質HSPが分泌されるのです。そして、細胞の異常代謝を正常化し、発痛物質の分泌を抑制、脳内では視床下部が刺激され、快感物質であるドーパミンが分泌される

ので痛みが緩和されるのだと思います。論より証拠。私はこの方法で捻挫からガンによる痛みまで、ほとんど三、四分で緩和させることに成功しています。気の流れを調整すれば、自然治癒力が高まり、様々な症状が消えてゆくのです。誰でも名医になれます」

新型テラが瞬時に痛みを消す

次に佐藤院長は、このテラ気経絡調整器にさらに改良を加え、前出の新納理事長との共同開発で、痛みを一、二分で消せる新型テラヘルツ発信器を編み出した。また、テラヘルツ波を吸収、保存させた「テラ通気水」も商品化した。

筆者はこの体験風景を取材した。

最初は奥歯が痛いと言っていた男性に新型テラ器を患部に一、二分あてたら、「疼痛が軽い痛み程度におさまった」と驚いた。また、一〇年間左膝が痛かったのが五、六回の「アチィ、アチィ！」でとれたという山中健嗣さん（武蔵野市、八一歳）は、「今日は膝が痛かったのが、ほとんどゼロに近い。佐藤先生は凄い！」と絶賛した。

【魚の目の激痛が三分で緩和、数週間持続した】

歯科医師の小川眞輝さん（静岡市、六三歳）は、新型テラヘルツ器で魚の目の痛みは消えないだろうと、からかい半分で研究会に参加した。

「実は、右足の小指に魚の目があり、かなり強い痛みがあり、歩くと痛みが走っていたのです」と小川さん。

●治療：二分くらい患部にあてた後、小指の周りを三台の新型テラ照射装置で囲み、触れずに四、五㎝離して照射した。

●結果：「合計三分位でしたが、あの強い痛みが軽い痛みに変わっており、体重をかけても痛まないのです。その後、数週間以上たっても痛みの緩和は持続しており、たった一回の治療で痛みが消失したのです。このテラヘルツの凄さに全く驚きました」

小川さんは、歯科医院のほか、テラヘルツや温熱療法などの代替療法を使ったペインクリニックを静岡にも開業する意向だ。

「痛みで苦しんでいる人は相当おりますので、このテラヘルツ波が照射される気経絡調整器で治してあげようと思っています」

【頸動脈のフラッグが六回の施術で消えた】

八尾敬三さんは、以前から脊柱管狭窄症で両足が痺れ、歩行困難だった。医師から手術以外に治療法がないと診断され、困っていた時、佐藤院長の数日間の治療で全快したことがあった。今度は、頸動脈にフラッグと呼ばれる血栓が左右とも詰まり、頭痛や眩暈がし、体調不良で悩んでいた。

病院での検査の結果、「手術しないと命にかかわる」という診断を受けた。しかも手術は万全ではなく、フラッグが脳に詰まると脳梗塞になるので命の保証ができないということだった。

●治療：佐藤院長は超高速テラヘルツ振動波を頸部に六回あてた。

●結果：病院での検査では頸動脈のフラッグが消え、手術の必要がなく大騒ぎとなった。病院では、担当の医師は「何をしたの？」とびっくり仰天。「一年後にもう一度見せに来て下さい」とのことだった。

脳血管障害やアルツハイマー等の原因となる血行障害、またリンパ液の流れの不良によって起きた血栓障害に超高速テラヘルツ振動波をあてただけで、組織に骨格振動、格子振動、振り子振動を起こす。これにより細胞が蘇生し、動脈、静脈、リンパ液等の体液の循環が改善され、困難な手術をしなくても済む。これは最高の予防医学だろう。適応症状は心臓の冠動脈、クモ膜下、食道静脈瘤、腹腔動脈瘤、下肢静脈瘤などに及ぶと推測される。

骨や背筋、靭帯などの痛みの緩和だけでない。ある女性は、「肺の呼吸が浅く、深く吸えない」と言うのだが、二、三分新型テラ器を当てただけで、呼吸が深くなったという。一番驚いたのは治療家の佐藤院長自身だ。実は、体験会の前日にこの装置ができたばかりなので不安だったらしい。新型テラ器は、テラヘルツ波の中でも痛みを緩和する周波数を特殊なセラミックスに照射し、記憶させたという。

【肺ガンだったが、飲んだその日から元気になった】

テラヘルツ波をより吸収、保存するのが『テラ通気水』だというのだが、この日、研究会に参加した柿成忠良さん（横浜市、七九歳）が、この水の驚異的な効果を証言してくれた。

柿成さんは五、六年前、一度ゴルフ場にいた時、自分が何をしているのかわからなくったことがあった。

「この時のアルツハイマー症も佐藤先生に治してもらったことがあったのですが、最近も夏ごろから右肩が痛くなったので、クリニックで治療を受け、痛みは一進一退だったのです」

ところがレントゲン検査を受けたところ、胸部に水が溜まっていることが判明した。

「テラ通気水を飲んだ後に細胞検査を受けたところ、悪性だったことがわかりました。その後、胸もかなり苦しくなったのでCT検査をうけたら、肺ガンだったのです。病院では、高血圧剤を飲んでいたので手術は止め、抗ガン剤治療しかなく、治療に反対の場合は治療を中止するというのです」

柿成さんは、やむなく抗ガン剤治療を受けることにした。

●治療…「抗ガン剤を飲み始めたのですが、この時も佐藤先生からいただいたテラ通気水を一八〇cc、毎日飲みました。そして、レスベラトロールとヒマラヤ人参をテラヘルツ加工したサプリを一日三粒飲んだのです」

同時に以前のアルツハイマー発症の時に使った〝ゴッドハンド〟とテラヘルツが照射される

気経絡調整器、そして温熱ヒーターを毎日二時間ほど自分であてた。

その後なんと柿成さんは、副作用が心配なので抗ガン剤を飲むのを止めたという。

●結果：「水一八〇ccを飲むようになったら、小水も良く出てその日から元気が出てきたのです。薬の副作用も心配された肝臓も何ともなく、血液検査では数値が大変良くなり、病院の先生も喜んでくれました」と柿成さん。

むろん、抗ガン剤は飲んでいないことは医師に内緒にした。テラヘルツ波を吸収したサプリとテラ通気水、温熱ヒーター、気経絡調整器を毎日使った結果だった。

【脳梗塞の後遺症が半年以内で消失】

また柿成さんの奥さんは、八年前脳梗塞を患ったことがあった。

●治療：「左の脳をやられ、右半身不自由で歩行困難になりました。この時も佐藤先生に鍼を月に一回打ってもらって、ゴッドハンドは毎日頭にあてたのです」

●結果：「五、六回通ったところ、呂律が回るようになり、歌も歌えるように回復できました」。発病してから半年もたっていないのに、地区のカラオケ大会で準優勝できたという。

「今日は気経絡調整器を一分だけ当ててもらったら、右肩の痺れも消え、指が少し痺れるだけです」

夫婦共々考えられない病を克服しつつある。難病でも諦めず、治ることを信じ、治療を続けた結果だったのかもしれない。

テラヘルツ波の働きを臨床上から研究している佐藤院長の見解は明快だ。

「みんなが薬を飲まず、病院にかからないようにし、〝自分の病は自分で治す〟自覚を持って、気経絡調整師が一家に一人いれば、検査漬けと薬漬けでアップアップの医療費は相当抑えられるはずです。テラヘルツは、二一世紀の最大の発明となるでしょう」

テラヘルツ療法の疼痛緩和の有効率はほとんど一〇〇%に近い

このテラヘルツ療法を受けた人は、筆者の取材では、もう軽く三〇〇人は超えた。痛みの緩和は、五段階評価で使用前の体感を聞くのだが、だいたいが「4」か「5」との回答が多い。二、三分施術し、「どうでした?」と聞くと、「3」か「2」と改善した回答が多いが、中には、「消えた」と回答する人も少なくない。痛みの軽減の有効率は、ほとんど一〇〇%に近い結果だった。

気経絡調整・温熱器が発する超高周波効果では、「全身の細胞にあらゆる病気を治すタンパク質HSPをつくる」「ガン抑制遺伝子p53の活性」「免疫力の向上」「スーパーオキサイドディスムダーゼ(SOD)や酵素グルタチオンの働きを高める」などが大学の研究で報告されている。

とくに現在、医療で注目されているのは酵素の働きだ。実は、人の生理作用はみな酵素の働きによることがわかってきた。消化、吸収、排泄するのも酵素の働き。呼吸し運動するのも酵素が欠かせない。酵素がゼロになった時、それは「死を意味する」(酵素研究の世界的権威、エドワード・ハウエル博士）という。

新型テラヘルツ発信器では、遺伝子ＤＮＡの修復作用、細胞の活性などが報告された。モニター調査では体調の改善、熟睡作用、肌の若返りなどのアンチエイジング効果までが報告される。この作用を導いたのは酵素の活性だ。

いかにこの酵素を活性化し、活性酸素の害を中和し、ミトコンドリアを活性化するかが大きなキーワードだ。ミトコンドリアは全身に六〇兆個あるとされる細胞中に一個当たり数百から数千個単位共棲していることがわかっている。細胞の新陳代謝は、このミトコンドリアの働きによるものだ。

筆者もこの装置に手のひらを置いてみた。微細なエネルギーの流入を感じ、数分後、温泉に入ったような気分の爽快感、力強さを感じ、陶然となった。

一家に一台家におくだけで、三次元世界以上からのエネルギー関与の調整や、場（フィールド）のエネルギーの調整も可能だというのだ。

研究が始まったばかりで、これ以上のことを科学的に書けないのが残念だ。何しろ、相手は見えない世界のエネルギー。しかし今後、量子物理学を駆使し、医療、農業、漁業など、産業に幅広く応用されるのは確実だ。

この一、二年の研究で、テラヘルツ波エネルギーは産業に広く応用されているに違いない。

◎連絡先◎
羅天清研究会／気経絡研究会
富山県富山市桜町一丁目三―九　電話　〇七六―四三三―八八五四

第2章　済陽式食事療法がガンの治癒率を高める
——野菜・果物ジュースが免疫力をアップ

西台クリニック院長　**済陽高穂**

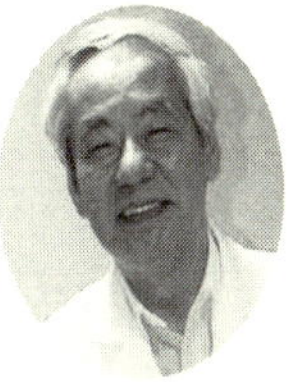

一九四五年宮崎県生まれ。千葉大学医学部卒業後、東京女子医科大学消化器病センターに入局。七三年、テキサス大学に留学し、消化器ホルモンについて研究。帰国後、東京女子医科大助教授。九四年都立荏原病院外科部長、〇三年都立大塚病院副院長。〇六年千葉大学医学部臨床教授を兼任、〇八年より西台クリニック院長、三愛病院医学研究所所長。臨床医として消化器疾患約四〇〇〇例を手術。「栄養・代謝療法」（済陽式食事療法）を考案。

動物タンパクの過剰摂取と発ガンの関係が明確化される中、塩分と動物性タンパク・脂肪を制限しながら、新鮮な野菜や果物ジュースを一日二ℓ飲む、主食では玄米、副食に食物繊維が豊富な野菜や海藻、キノコ類などがメイン——この食事療法を併用することでガンの治癒率は格段に高まった。西台クリニックの済陽高穂院長が行う食事療法の有効率は六二・七％。半数以上が末期ガンだという。進行・転移ガンでも大きな希望が見えてきた。

1　術後の五年生存率は五二％だった

西台クリニックの済陽高穂院長は、外科医となって三〇年間、二〇〇〇年まで執刀した件数は四〇〇〇例を超えた。しかし、三大療法だけでガンを治療するのは限界があるのではないかと疑問をもつようになっていた。これが確信と変わったのは、二〇〇二年に行ったガン患者の五年生存率の調査だった。

「当時荏原病院で外科部長をしていたのですが、この時、自分や後輩が外科で行った消化器ガンの五年生存率を調査してみたのです。対象は大腸ガン六二三例、胃ガン四八七例、肝臓ガン一四三例など、計一四〇六例についてでした。

この中には手術が成功し、少なくとも目に見える病巣を切除できた症例だけが対象で、進行して切除を断念したケース、病巣が取り切れなかった症例は含まれていません。

その結果、五年生存率が最も高いのが大腸ガン六八％、次いで胃ガン四七％、肝臓ガン三五％、最も低いのはすい臓ガンの九％で、平均すると五二％だったのです。つまり、ほぼ半数にあたる四八％の患者さんが手術自体は成功したにもかかわらず、五年以内に亡くなっていたということなのです。この対象となった患者さんたちはほとんどの場合、手術前後の抗ガン剤投与や放射線療法をうけていますので、実質、この調査結果は、現在の三大療法を行った場

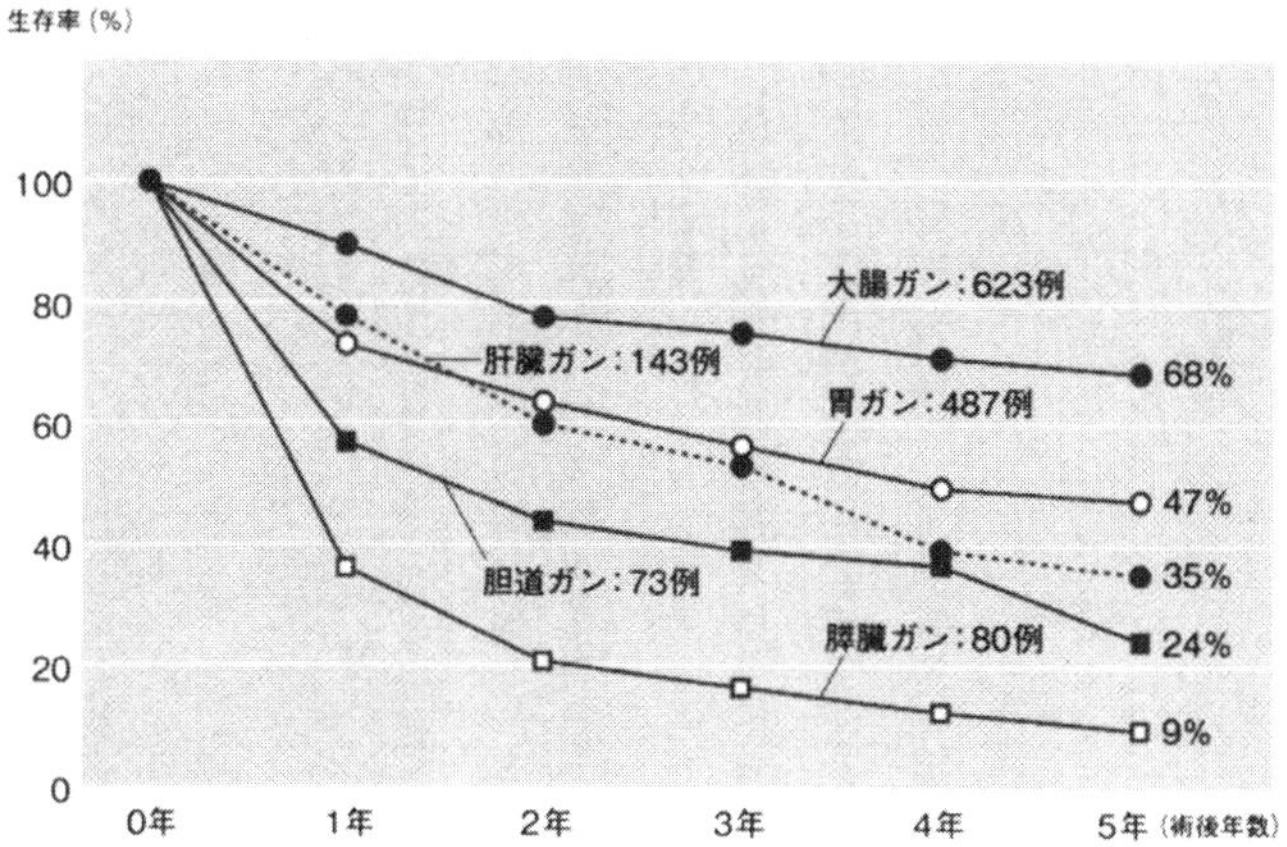

消化器ガン手術後５年生存率（2002年、都立荏原病院）

合の生存率と考えて良いでしょう。

　この数値に私は愕然としたのです。〝ガンの治癒〟は五年生存率が目安とされていますが、その割合がほぼ半数で残りの半数が亡くなるのなら、いったい何のための手術なのでしょうか。医師としては、〝もっと治癒率を上げなければ〟という思いに駆られたのです」

　と済陽院長は三大療法の限界を痛感した。

　そこで取り組んだのは、一〇〇年前から〝ガンと食事〟に着眼し、約五〇〇人の不治の病と言われていた結核を食事療法で九八％の患者を治したと言われる「ゲルソン療法」（メキシコ、ゲルソンクリニック）、そして、五〇年の歴史を有し、薬を一切使わずに難病全般を治癒に導いている「甲田療法」（大阪府、甲田医院）らが行う生食中心の食事療法の実践だったのだ。

　ゲルソン療法では、すでに自身も五年生存率〇％とされるガンを克服し、ゲルソン式に改良を加えた「星野式ゲルソン療法」を確立した星野仁彦精神科医とも情報交換しながら、食事指針を作った。むろん、そのほかマクロビオティックやナチュラルハイジーンなどの食事療法も大いに参考にした。

患者がみるみる良くなっていく

このメキシコで行われる「ゲルソン療法」と、大阪で行われる「甲田療法」には多くの共通点があった。

・動物性脂肪とタンパク質の禁止
・塩分制限（甲田療法では自然塩を適量なら可）
・大量の生野菜の摂取（ゲルソン療法では野菜ジュース、甲田療法では青汁やすりおろし）
・胚芽（未精白穀物）の摂取（ゲルソン療法ではオートミールや全粒粉の小麦粉、ライ麦パン、甲田療法では玄米）など。

そこで研究した食事指針を実践したところ、三大療法では打つ手がないほどの再発・転移ガンでさえ、しっかり食事療法を実践すると改善してゆく患者が目立ってきたのだ。そして、済陽院長が嫌というほど経験してきた手術が不能な段階まで進んだガンに対して「現代医学ができることはない」という、延命のみで治癒を目指すとは言い難い、言い換えれば、医師の敗北とも言える「ホスピス（患者の肉体的苦痛や精神的な不安を軽減するための介護）行きを待つ」

状態でも治癒できる可能性があることがわかってきた。

もちろん、すべてのガンに有効というわけではなかったが、患者の体力が持つうち、つまり食事ができる状態で食事療法によって免疫力が上向きに転じれば、転移ガンでも晩期ガンでも希望が持てるようになってきたのだ。

こうした食事療法では、ゲルソン療法も甲田療法も大量の野菜の摂取をすすめる。発ガンの引き金になる活性酸素を除去するファイトケミカルという、野菜のもつ化学成分が豊富に含まれているからだ。また、新鮮な野菜や果物には、代謝を促進するビタミン・ミネラルとともに現代医学では重視されない「酵素」がたっぷり含まれていることがわかった。

これらが体を活性化し、細胞の代謝を促進、そして免疫力を向上し、ガンに打ち克つ力を発揮できることが納得できた。〝食事療法でガンが治る〟という不可思議な物語が、きちんとした根拠に基づいた療法であることが理論づけされたのだ。

かつて、三大療法で行きづまりを感じた時、恩師である中山高明先生（元日本外科学会名誉会長）の言葉がいつも頭の中に残っていた。

「医師は自分が病気を治すなどと大それたことを考えてはいけない。体は患者さん自身が治す。その自然治癒力を引き出すのが名医。手術で治せたとうぬぼれるな」

まさに「ガンの勢いをそぐ手術や抗ガン剤」と「栄養・代謝を整える食事療法」、恩師が言い残した「体は自然治癒力で患者さん自身が治す」という3つの要素が、がっちりイメージされた瞬間だった。

[参考] 生食がベースの酵素食のススメ

近年注目されだした酵素研究の第一人者は、エドワード・ハウエル博士だ。同博士は、〝生食〟を患者に四〇年以上指導、多くの難病患者を治癒させてきた実績がある。結論を言えば、「食べ物の七五％を生で食べなさい」というのだ。生食には酵素が豊富なので、この酵素を摂ることで今問題のメタボリック・シンドロームも、心臓病、脳卒中も予防できるというのだ。その根拠をご紹介しよう。

「食べ物の七五％を生で食べなさい」

酵素と言えば、アミラーゼ、リパーゼ、ジアスターゼ、プロテアーゼなどの消化酵素が知られるところだ。体内では、この消化酵素と代謝酵素の二種類があるという。それが肝臓や膵臓などで作られ、この酵素がゼロになった時が死を意味する。

要するに細胞の栄養素や酸素の補給、エネルギーの生成、そして、老廃物の排泄にいたるまでの代謝は、代謝酵素が働かないことには機能できないというのだ。消化、吸収、分解、排泄するのも酵素、運動や睡眠、呼吸するのも酵素が働かない限り、生理作用が行われないという。ところが、現代人は食べ過ぎで消化酵素だけに酵素が使われ、代謝酵素にまわす余裕がなくなってしまった。その結果、消化不良を招き、血中に過剰な老廃物が蓄積し、メタボリック症候群を発症、国民病になっているというのが酵素栄養学からの結論だ。

酵素は一つの働きしかもつことができず、その数は現在、五〇〇〇種類ほどが判明。潜在酵素は数十万種あると考えられる。今日の栄養学ではビタミン、ミネラル、アミノ酸、タンパク質、脂肪酸などの栄養素はこの酵素がないことには働けないことが分かっている。

言い換えれば、建築現場にある建築資材が栄養素。この資材がいくらあっても労働力がないことには家は建たない。この酵素を労働力と考えるとわかりやすい。いくらいい建築資材を揃えたところで、働く人間がいないことには家は建たない。この労働力が酵素に例えられるというのだ。

動物は加熱食を食べると心臓病や糖尿病、ガンなどを発症する

ハウエル博士の生食を進める根拠は、四〇年以上にわたる臨床研究もそうだが、生食しか食べられない北極圏で暮らすイヌイットや、動物園での生食と加熱食との病気の比較研究が雄弁に物語る。

「事実、二〇世紀前半のアメリカの動物園では加熱調理した餌を与えたところ、死亡率が高く、動物たちは心臓病、糖尿病、ガン、肝臓病など人間と同じ病気を起こしたのです。そして、生の餌を与えた場合では病気は起こらず、死亡率が下がったのです」と同博士。

このことから、今日の動物園では生の餌を与えるのが常識となっているという。

また、この調査を裏付ける研究もある。

それは三世代にわたって猫約九〇〇匹を一〇年間追跡したポッテンガー博士の実験が有名だ。これは猫を二グループに分け、一方には生の肉、他方には加熱調理した肉を与え、三世代にわたって追跡したのだ。

結果は、親、子、孫の三代まで生の肉を食べたグループは健康で問題なかった。しかし、加熱調理した餌を与えられたグループの猫は、二代目から体の病気が現れ、三代目では体の病気だけでなく、神経や精神の異常まで目立つようになった。ポッテンガー博士は実は四代目まで追跡したかったのだが、三代目で凶暴な猫が多くなり、また、実験できる猫が生まれなくなり、実験が続けられなかったのだ。

この書(『酵素の力』中央アート出版社)を翻訳した故今村光一氏は、現在、二〇~三〇代が、キレやすくしかも不妊症で子供ができないのは、この〝ポッテンガーの猫の三代目〟と同じ状態に陥っているのではないかと懸念されていたのだ。

消化酵素を浪費しなければ、代謝は円滑化する

要するに生食には、食物酵素が含有されるので、体内で消化酵素を浪費することがない。そのため代謝を円滑化したり、病気を治したりする代謝酵素を活用できるので、細胞の新陳代謝

が促進し、人は長寿で健康で入られるというのだ。

言い換えれば、消化酵素と代謝酵素はシーソーゲームの関係だ。食べ過ぎて消化酵素を多く使えば使うほど、代謝に回される分の酵素が少なくなってしまう。これが慢性化し、現代人は代謝不全による慢性疾患で苦しんでいるというわけだ。

同博士の結論は、「生食を摂る人は二〇、三〇年長生きできる」に集約される。

ガンの代替療法で有名なメキシコのゲルソン療法も生人参ジュースを主体に七〇％以上が生食だ。米国のメガヘルスで行われる治療法も、ほとんど数十種類の生ジュース、生サラダを組み合わせて行われているという。このメニューで血糖・血圧値などはたちまち正常化するというのだ。

「肉や魚、野菜などみんな生食を」とは言わないが、午前中は生ジュースや生野菜を摂る酵素半断食を実践すれば、新陳代謝が向上し、活力が戻り、未病を防ぐことができると思われるのだ。

（『健康情報新聞』二〇一二年一月一八日号）

2　手の施しようがない晩期ガンでも改善できた

果たしてこの「栄養・代謝療法」は効果があったのだろうか。そこで、済陽高穂院長は食事療法を指導、追跡した三年半の臨床データを集計してみた。対象は、胃・大腸・肝臓・胆道・

膵臓・食道・悪性リンパ腫など二〇一例に及んだ。「ほとんど晩期ガンでおよそ半数が手術の適用外、約四割が再発、あるいは転移ガン、全身に数カ所に見られた多重ガンを含みます」という。

この患者に通常療法を併用しながら食事療法を加えた。その結果、完全治癒が三〇例、改善が九八であわせて六三・七％の有効率が得られたというのだ。このほか、不変が二例、進行九例、死亡六一例だった。

むろん、この済陽式食事療法を実践する患者のほとんどが、プロポリスやアガリクスなど複数の健康食品を摂っていたというのだから、この数値は今後、主流となるべき「統合療法」を実践した結果と考えられる。実践者の多くは、ほとんど末期に近いガンでその半分が手術できない、いわゆる〝手の施しようがないガン難民〟だったというのだから、この食事療法は大きな希望だ。

通常、「初期ガンに対しては手術、抗ガン剤、放射線の三大療法が頭初有効であっても、再発、または転移した場合は〝手の施しようがない〟」と証言する医師が多い。この済陽式食事療法は、転移ガンや末期ガンに対して〝手の施しようがない〟〝手の打ちようがない〟現状に大きな希望を告げる食事療法と言える。

すい臓ガンで余命半年と宣告され一年半過ぎても元気

改善例の中には、

・「四㎝大のすい臓ガンで余命半年と宣告されたが一年半過ぎても元気」（七六歳、男性）

・「Ⅲ期の大腸ガンが肺、肝臓にも転移、それが縮小、二年半たっても再発なし」（六一歳、男性）

・「悪性リンパ腫を製剤と抗ガン剤で治したが、五年たっても再発はしていない」

など三大療法のみでは起こり得ないような報告も少なくない。まさに現代医療と代替療法の〝いいとこ取り〟をした結果だ。

近年、問題視される抗ガン剤の使い方では、

「抗ガン剤はうまく使えばかなり威力を発揮でき、白血病や悪性リンパ腫などの血液系のガンには有効で、総じて投与を開始した初期には一定の効果が得られることが多いものです。しかし、長期にわたって使い続け、ガン細胞と体力のせめぎ合いが不利になっている晩期ガンの状態で多量に使ったりすると、効果よりも副作用の問題の方が大きくなる場合があります。

その問題とは、抗ガン剤で免疫細胞を作り出す骨髄が疲れきってしまうことです。

したがって、患者さんの免疫力と食欲、体力を落とさず、効果が得られる量を探りながら、ガイドラインの定めている五〇～六〇％程度を使うことが多くなります。

免疫力の落ちやすい進行ガンや晩期ガンでは、徹底した食事療法を実践することで、相乗効果をあげることができます。少なくとも食事を変えずに抗ガン剤を使い続けるよりは、ガンと

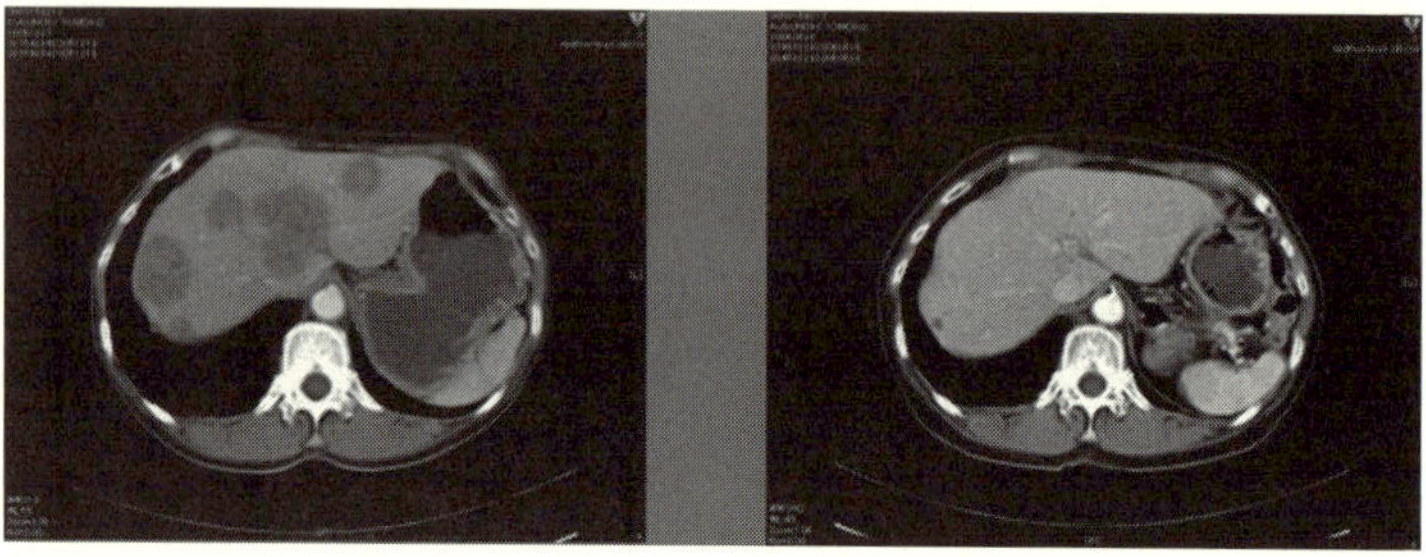

治療前に20ヵ所あった直腸ガンが10週間で消えた（Aさん63歳）

の闘いをぐんと有利にできます。また、食事療法を行うと、抗ガン剤やホルモン剤の効果が高まり、副作用が抑制される傾向も見られます。これは食事療法によって免疫力が強化され、免疫細胞がガンを攻撃する際、援軍的な役割を果たす結果ではないかと考えられます。

また、食事療法では体調が整い、体力が向上するとともに解毒作用が増強し、その結果として、副作用が抑制されるのだと思います。ここに薬剤療法と食事療法を併用する意味があるのです」

と済陽院長は述べる。

【二〇個肝臓の転移ガンが三カ月ですべて消失】

（Aさん、六三歳、女性）

Aさんは最初にできた直腸ガンを二〇〇五年七月に手術した。しかし、CT検査では肝臓内に大小あわせて二〇カ所の転移ガンがあった。最も大きいものでは直径六㎝もあった。

●治療：ガンの数が多すぎて肝臓の根治手術は行えないので、肝臓の動脈に細い管を入れ、二四時間持続的に少量の抗ガン剤を入れる「肝動注ポート療法」(この方法だと抗ガン剤の量が静脈点滴の四分の一ですむ)を実施。また、半年間以上動物性タンパク質と脂肪を摂らず、できる限り減塩し、野菜・果物、海藻などの植物性食品中心に主食は玄米を指導。

●結果：この治療を始めて一〇週間後、CT検査を行ったところ、肝臓に大小二〇カ所あった直腸ガンからの転移巣がすべて消えていた。同時に二種類の腫瘍マーカーも正常化しており、ガン細胞の消失を確認。

●考察：肝動注ポート療法は改善率が三〇%前後で、一時的に良くなってもガンの勢いを止められず、横痃や肝不全を起して亡くなるケースが多い。Aさんの場合はわずか三カ月で二〇カ所ものガンの病巣が亡くなったのは、抗ガン剤の効果と植物性食品によって代謝が整い、免疫力が高まった結果と考えられる。

【進行したすい臓ガンが三分の一に縮小】(Cさん、七〇歳、女性)

Cさんは二〇〇七年の暮れ、急に食欲不振となり疲れやすくなった。そのことから検査したところ、すい臓ガンが見つかった。大学病院で精密検査すると、門脈まで拡大していることがわかり、「切除手術は不可能」と診断された。遠隔転移はなかったものの、そばのリンパ節へも転移し、門脈への浸潤で「打つ手なし」と診断された。

●治療：早速、塩分と動物性脂肪・タンパク質の摂取を半年間止め、野菜と果物を大量摂取し、

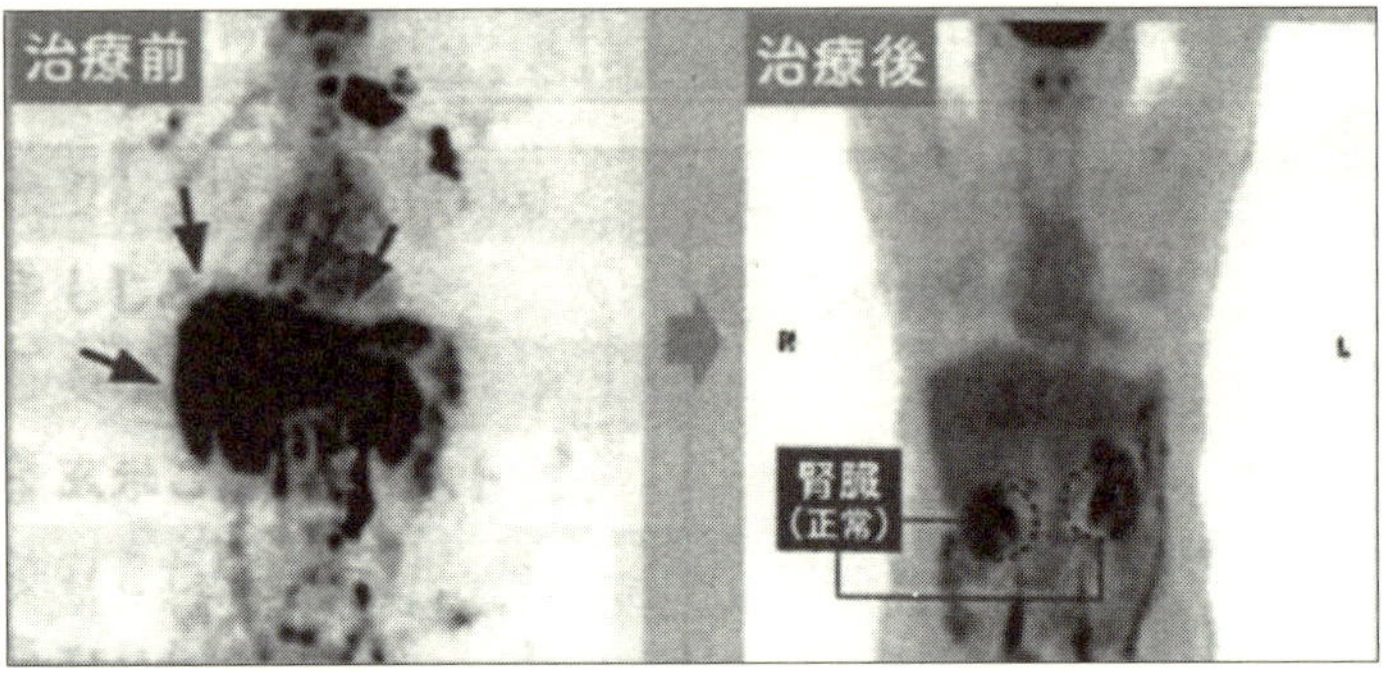

100ヶ所以上の全身転移が2ヶ月後、劇的に改善した（O・Tさん58歳）

海藻やキノコ、レモン、ヨーグルトなどを摂るよう指導。

●結果：この食事を二カ月続けたところ、腫瘍マーカーが半減。エコー検査でもガンが縮小したのを確認。その半年後にはガンは三分の一に縮小、腫瘍マーカーはほとんど正常化した。

●考察：すい臓ガンの治療は難しく、手術症例の五年生存率は二〇％前後で、切除不能ではおよそ五〇％が一年以内、八〇％が二年以内で亡くなる。まだ予断は許せないが、進行したすい臓ガンが改善するのは珍しい。

【乳がんから一〇〇カ所以上の肝転移が八〇日で縮小】

（O・Tさん、五八歳、自営業）

Oさんは朝四時から市場に出かけ、豆腐作りをする仕事中心の生活を毎日送っていた。朝食は食べずに昼食は手軽なものを食べ、菓子パンを好んで食べる不規則な食生活を続けていた。そのうち母が倒れ、仕事と看病とでクタクタの毎日に。あまり眠れず、冷え症でもあった。

二〇〇九年の秋、脇の下にズキンと鋭い痛みを感じ、右の乳房の上にしこりを感じていた。翌年一月に総合病院で超音波、マンモグラフィーなどの検査の結果、乳がんと診断。「抗ガン剤治療で小さくし手術」の治療計画を受けた。

●治療：一〇年二月から三カ月間、抗ガン剤治療を四クール受け、髪が抜け嘔吐と頭痛に悩まされた。その後、抗ガン剤タキソールを四クール受け、一〇月に手術。

●結果：「ガン細胞は一個も見つからなかった」との診断。その後、ホルモン剤を六カ月飲んだが、体が動かすのも大変な毎日となった。一一年四月のPET-CT検査で肝臓転移、鎖骨・リンパ節転移など一〇〇カ所以上の全身転移が見つかった。主治医からは「お腹に水がたまって動けなくなるでしょう」との宣告を受けた。

●養生：徹底した食事療法を実践。ジュースは毎日一・五～二ℓを飲み、塩分は摂らず玄米菜食にした。二ヵ月後、西台クリニックのPET検査で「劇的に良くなっている。鎖骨の五cm大のガンが一cm大に縮小、肝臓も改善傾向でこのまま食事療法を続けましょう」との指導。「完全には消えたわけでないので、頑張ってジュースを基本とした食事療法を続けていこうと思います」とOさん。

【全身に広がった転移ガンが消失】（茂木真希子、五五歳、主婦）

茂木真希子さんは二〇〇六年九月に一〇年前切除した乳ガンが両肺、肺リンパ節、気管支、左副腎、脳、頭蓋骨、胸椎、右ろっ骨、腰椎など全身に転移し、「多すぎて手術ができない」と診断された。CT、MRI検査、血液検査、PET検査などの結果だった。医療機関から「脳と頭蓋骨は後にして、抗ガン剤で治療」と言われたがこれを拒否した。

●治療：その一〇月に済陽院長に相談し、脳腫瘍はガンマナイフで、頭蓋骨の転移巣は開頭手術で切除した。退院後は徹底的に食事療法を実践。人参ジュースは搾りたてを一日三回、五〇〇ccずつ飲んだ。主食は十穀米を入れた玄米を朝昼晩に一杯ずつ。おかずは様々な野菜やキノコ類を蒸すか焼くか、生で食べた。また、豆腐や納豆もよく食べた。味付けは塩は使わず減塩醤油を少し、レモン汁や酢を使った。ヨーグルトも毎日おやつ代わりに食べた。

入院中から退院後の数カ月、毎日のようにゲルソン療法の本を読み、アンドリュー・ワイル博士の『ナチュラルメディスン』のCDを聴いて、「治る、治る、治る」と言い聞かせた。

●結果：腰椎の骨転移による腰痛は、骨転移ガンの治療薬の点滴を受け、半年通院したら消えた。〇七年七月には仕事に復帰。〇八年五月の検査で「全体的に骨転移のガン成分は減少し、骨硬化性変化が進み、骨折は認められない」との診断。また、肺のリンパ節転移は「縮小傾向」、左副腎転移も「縮小」、多発性転移病変は「全体的に縮小傾向」との診断だった。

同年一〇月の血液検査では、乳ガンのCEAが3・8（基準値5以下）、CA153が13（基準値30以下）、リンパ球数が七三八だったのが一七四九まで回復。

さらに同年一二月に受けたPET検査では絶望的に黒く映っていたのが、二年三カ月間の闘病でどの部位もまったく消えていた。
●考察：医学的データを診た時厳しいという印象で、脊椎も肺も外科手術ができない状態だったので、食事療法のみを決断。驚くことに一年たってほとんどのガンが縮小し、ついにPETでガン細胞の消失を確認した。
「全身転移で手の施しようがない」状態でも「治る」という希望と信念もっていたのが奏功した。多発ガンや晩期ガンでも「希望はある」ことの症例といえる。

3 有効率六割を超えるガンの食事療法とは？

ガンが引き起こされる原因には様々なファクターが存在すると思われるのだが、済陽院長はどのように考えるのだろうか？

「米国国立がん研究所（NCI）に在籍していた英国の著名な疫学者リチャード・ドール博士が一九八一年に調査研究した報告では、食事が三五％、喫煙が三〇％、飲酒が三％となっています。アルコールや煙草、薬剤や添加物まで含めると、ガンの原因の実に七割は口から摂取されたものになります。要するにこの統計は、生活習慣を改善すれば、七割近くは防げることを示しています。

日本では年間死亡者数のうち、ガン死は三五万人前後に達し、一九八一年からトップを独走

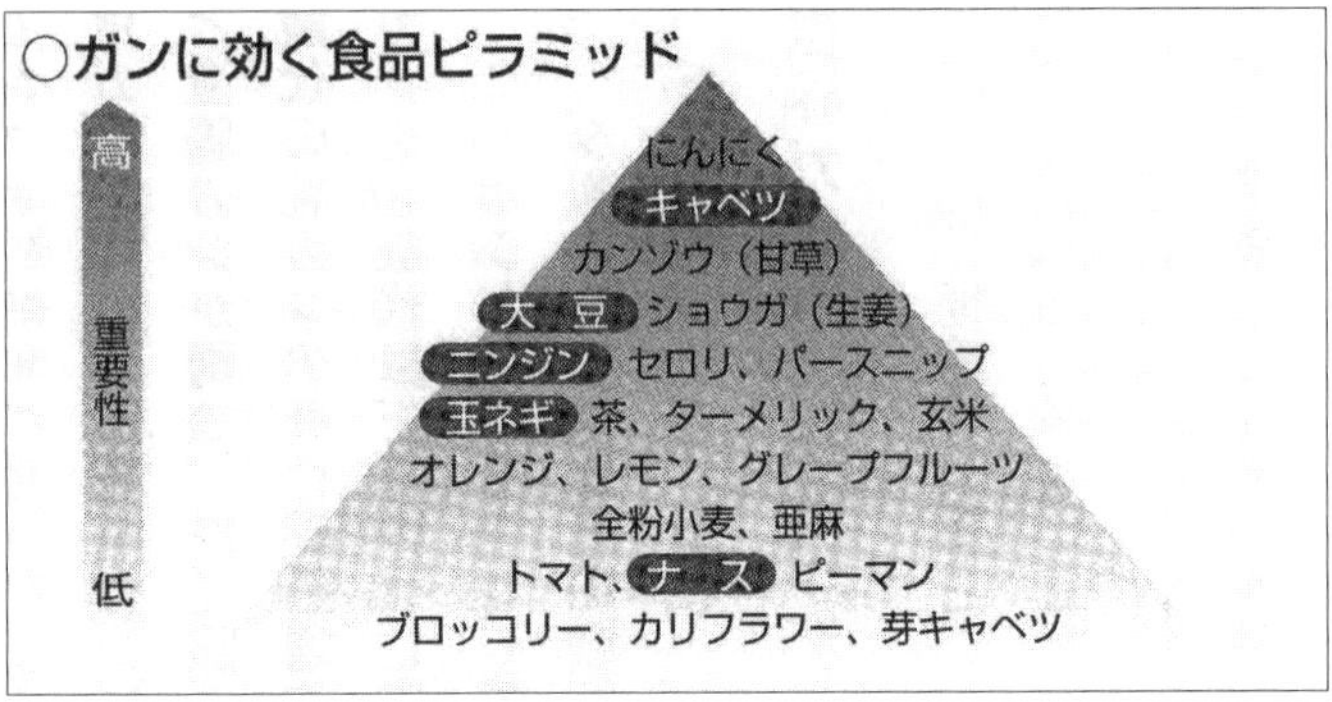

NCIはデザイナーフーズ・プログラムを策定し、ガンに効く食品の摂取を推奨した

しています。ところが米国では一九九二年以降ガン死が減りだしているのです。これは米国で一九七七年に報告された有名な『マクガバン・レポート』、すなわち、『ガンや心臓病などは肉食中心の食生活が生みだした食原病であり、肉中心の高脂肪・高タンパク・高カロリーの動物性食品を減らし、未精白穀物、野菜、果物を多く摂取しなければならない』という報告書を契機に、FDA（米国食品医薬品局）やNCIを中心に国を挙げて食生活改善運動を繰り広げたためです。中でもNCIは、一九九〇年に世界に先駆け『デザイナーフーズ・プログラム』を策定し、ニンニク、キャベツ、甘草、大豆、ショウガ、茶、ターメリックなどをガンを予防する食品とし、その摂取を推奨したのです」

日本では米飯食に魚介類と野菜中心という理想的な伝統食を有していたが、これを捨て、高脂肪・高タンパク・高カロリーの欧米食に走った。その結果、今日、ガン、心臓病、糖尿病など生活習慣病に悩んでいるというわけだ。

「医療技術は進んでいるのに食事や生活指導をきちんと

行う医療機関は少なく、国が遅まきながら始めた生活習慣病改善運動も、あまり功を奏していないのが現状です。

そもそも人間は穀物の消化を得意とする植物食系の動物であることは、消化酵素や歯などの構成からもわかることです。その人間がアニマル食品を摂ると、血液はドロドロになり、抗酸化活性の高い植物性食品を主体にすると、血液はサラサラになります。

血液がサラサラになれば、白血球の免疫細胞などが速やかにガンの芽や細菌やウイルスなどの感染細胞を摘み取ってくれます。また、乳酸などの代謝物質もできにくくなり、健康な体をつくることができるのです」

済陽院長は正しい食事療法の必要性を痛感したのだ。

済陽式食事療法の八つの原則

こうして、ガンは代謝障害と捉え、理想的な食事療法を考案することとなったのだが、代謝異常の主な原因として①塩分過剰（ミネラルのアンバランス）、②動物性タンパク質・脂肪の取り過ぎによる代謝障害、③クエン酸回路の障害、④血中の活性酸素の過剰（増え過ぎると細胞を障害する）――という四つが重要であると考えた。

この四つの原因を防ぐために考案したのが八つの原則だ。

①塩分を一日五g以内に制限する

細胞内にカリウムが多く、ナトリウムは少ない。細胞外の血液やリンパ液にはカリウムが少なく、ナトリウムが多く含まれている。ナトリウムを摂り過ぎたり、カリウムが不足するとこのバランスが崩れ、細胞内にナトリウムが入ってきて細胞を損傷し、老化が進み、細胞のガン化に直結する。少量の塩分が必要な時は、減塩醤油に酢やレモン汁、ダシや香辛料を使う。

②四足歩行動物の肉は週に二回程度

人体は炭水化物の代謝は得意だが、脂肪とタンパク質は苦手。とくに動物性脂肪の代謝ができず、過剰になると、血液中に悪玉（ＬＤＬ）コレステロールが増える。これが活性酸素で酸化され、酸化ＬＤＬコレステロールになると動脈硬化を起したり、免疫力が低下しガンが起こりやすくなる。米国コーネル大学のキャンベル教授の研究では、〝動物性タンパク質があらゆる物質の中で発ガン性が最も高い〟と結論。動物性タンパク質は酵素の力を借りて分解・代謝されるのだが、過剰摂取すると肝臓での酵素の浪費が増え、肝臓本来の解毒作用がおろそかになり、毒性物質が分解されずに体内に増え、発ガンを招きやすくなる。

③新鮮な野菜と果実（無・低農薬）の大量摂取

野菜にはポリフェノール、フラボノイド、カロチノイドなど、活性酸素を除去する様々な「ファイトケミカル」をはじめ、代謝に必須のビタミン・ミネラル、酵素もたっぷり含まれる。

大量の野菜を生で摂るには野菜ジュースが有効。ガンを抑制し、ガン体質を改善するには、無農薬や減農薬の野菜・果物ジュースを一日一・五ℓ前後飲むのが目安。

④胚芽を含む穀物・大豆・芋の摂取

全粒穀物、中でも玄米は最高の食べ物。玄米の抗ガン作用は次々と報告される。玄米にはビタミンB群やビタミンE、セレン、食物繊維、リノール酸なども多い。ただし、玄米は消化吸収に難があるので、胚芽のついた分づき米でも良い。

発ガンには、糖の代謝の中心となるクエン酸回路の障害が関与しているという研究があり、このクエン酸回路に不可欠な補酵素として働くのがビタミンB群。このB群の豊富な玄米や未精白穀類の摂取はガン治療には欠かせない。農薬は胚芽に蓄積されるので、無農薬米を選ぶ。大豆・大豆製品も毎日少なくとも一品は摂る。大豆のイソフラボンには、乳ガンや前立腺ガンなどの抑制効果があり、すべてのガンを

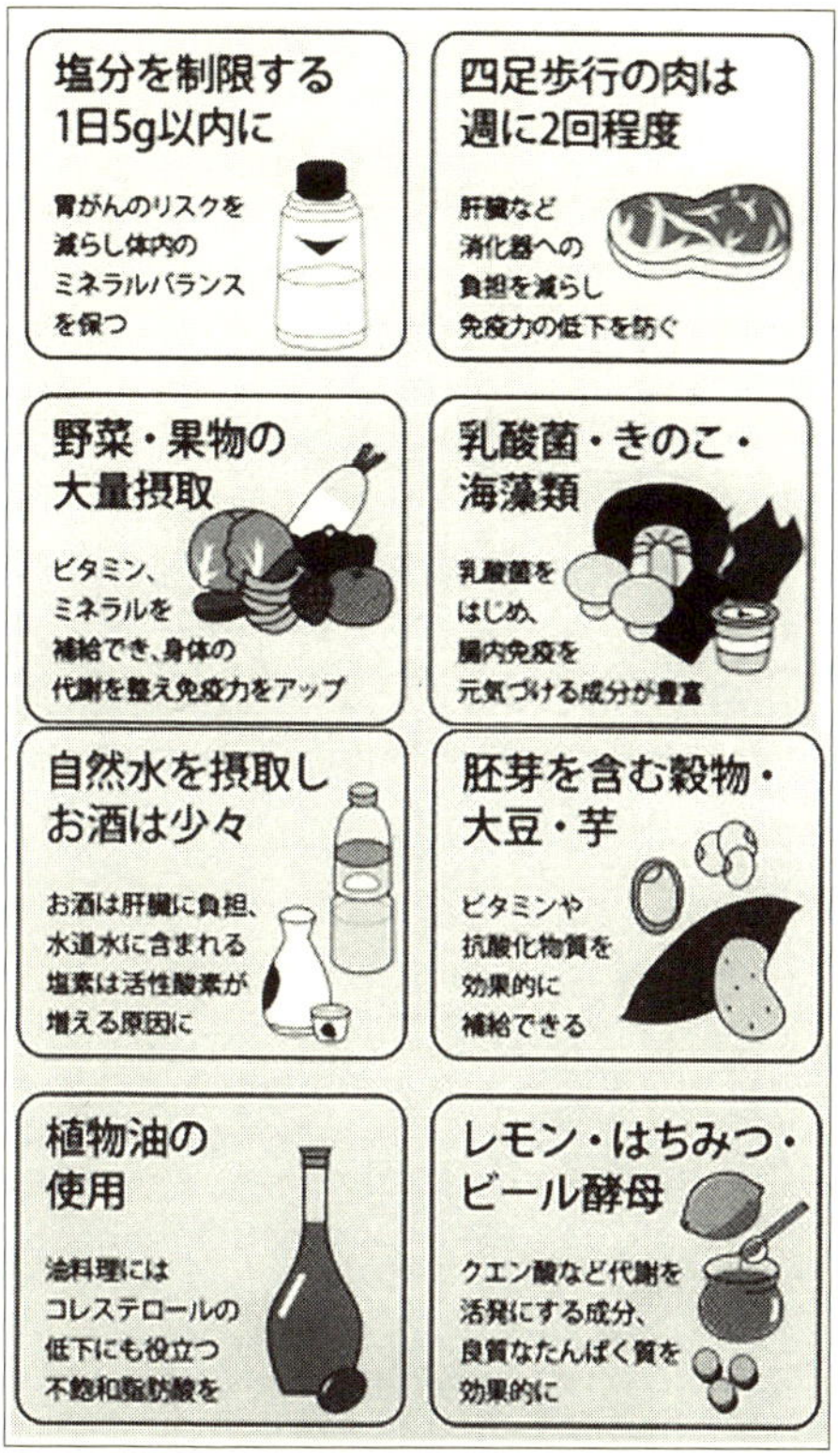

塩分を制限する
1日5g以内に
胃がんのリスクを減らし体内のミネラルバランスを保つ
四足歩行の肉は
週に2回程度
肝臓など消化器への負担を減らし免疫力の低下を防ぐ
野菜・果物の
大量摂取
ビタミン、ミネラルを補給でき、身体の代謝を整え免疫力をアップ
乳酸菌・きのこ・
海藻類
乳酸菌をはじめ、腸内免疫を元気づける成分が豊富
自然水を摂取し
お酒は少々
お酒は肝臓に負担、水道水に含まれる塩素は活性酸素が増える原因に
胚芽を含む穀物・
大豆・芋
ビタミンや抗酸化物質を効果的に補給できる
植物油の
使用
油料理にはコレステロールの低下にも役立つ不飽和脂肪酸を
レモン・はちみつ・
ビール酵母
クエン酸など代謝を活発にする成分、良質なたんぱく質を効果的に

済陽式食事療法の８つの原則

抑制する。

⑤乳酸菌、海藻、キノコ類の摂取

腸内細菌叢を改善する乳酸菌は、菌体成分そのものの刺激によって免疫物質のインターフェロンが多く作られたり、ガンを攻撃するNK細胞を活性化する。海藻とキノコにも免疫賦活物質が含有する。

⑥レモン・ハチミツ・ビール酵母の摂取

レモンはクエン酸回路を正常化するクエン酸を豊富に含み、ハチミツにはビタミン、ミネラル、オリゴ糖、体の免疫を賦活する花粉も多く含まれる。

ビール酵母から作られたエビオス錠はアミノ酸やビタミンB群が多く、動物性食品を厳しく制限するガンの患者さんにはぴったり。

⑦オリーブ油、ゴマ油、ナタネ油の摂取

植物油の中では、安定した酸化しにくいオリーブ油やゴマ油を適量摂る。

⑧自然水を摂取し、禁酒・禁煙

水道水には塩素やフッ素が含まれているので、代謝に不可欠な水分はできるだけ自然水を。

アルコールは肝臓に負担、消化器の壁を荒らし、発ガン物質の吸収を高める。発ガン物質、活性酸素生成物質の宝庫、タバコも同様。

積極的に摂りたい食品

とくに新鮮な野菜と果物の大量摂取は、食事療法の柱となる。

「ガンの原因となる活性酸素を除去できるポリフェノールやフラボノイド、カロテノイド、ビタミンC、葉酸、硫黄化合物といったファイトケミカルが豊富なのです。また、野菜や果物を豊富に摂るのは、抗酸化物質を補給する意味もありますが、新鮮な野菜や果物にはさまざまな酵素の活性が高い状態で含まれており、これらの酵素は体を元気づけ、消化力や免疫力を高めるのに役立つのです。

こうした酵素やビタミンCなどは、加熱調理すると多くが失われますので生で摂取するのが理想ですが、そのままでは食べきれませんので、可能な限り生ジュースにして飲むというわけです。前出の星野仁彦医師は、『大量の野菜ジュースは抗ガン剤の代わりになる』と述べておられるほどです。

基本方針としては、市販のジュース類は砂糖が添加されたうえ、加熱され、酵素が死滅しているので、自分で低速ジューサーを使い作るのが鉄則。この作りたてのジュースを一日一・五〜二ℓくらい飲むのが目安となります。野菜も一日三五〇g、できれば四〇〇〜五〇〇g摂る。果物も多めに摂取します。一日一〇種類以上の野菜や果物を摂ることです」（済陽院長）

大量の野菜・果物ジュースを飲んで転移ガンを克服

この野菜・果物ジュースの摂取を半年続けて、全身の転移ガンを克服した人もいる。一日最低二、三回は飲むようにする。むろんのこと、野菜は無農薬が条件。でなければ一晩水に浸し、残量農薬を減らす。

「野菜や果物では、農薬がたっぷり入ったものではかえって体に害となり、逆効果となります。野菜果物はできるだけ旬のものを選び、いろんな食材を組み合わせると良いでしょう。効果的には、抗酸化物質が多いビタミン類の多い青菜やニンジンジュースはおすすめです。レモンも一日二個は摂るようにします。野菜だけでは味気なくなるので、リンゴや柑橘系と組み合わせると美味しく飲めます。以上のような方法で大量の野菜・果物を摂りましょう」（済陽院長）

少量なら摂取可の食品としては、白身魚、サケ、青魚、甲殻類、貝類、脂肪分の少ない鶏肉などを、多くとも一日一回、通常の半分程度にする。

主食は、一日一食は玄米や胚芽米、また発芽玄米、五穀米。豆・イモ類も一日一回食べる。

「米の胚芽部分にはビタミンB群やE、抗酸化物質のリグナン、フィチン酸、食物繊維など糖質の代謝を良くし、ガンを抑制する成分が多い。豆にはガンの抑制物質イソフラボンが豊富です」（済陽院長）

これを最低三カ月続けると効果が出始め、半年から一年続けるとみるみる効果が出るというのだ。ガンだけでなく歯周病の改善、適正体重になって体が軽快、風邪をひかなくなった、肌がキレイになったなどの副次効果もあるので、この食事療法を日常実践すれば、健康維持に最適だという。

どうして動物性タンパク質・脂肪が悪いのか

多くのガンの食事療法では、動物性食品が制限される場合が多い。済陽式ガンの食事療法では、魚介類と鶏肉は種類と部位を選べば「少量なら良い」が、牛・豚に関しては、かなり厳しく制限される。牛・豚肉はその脂肪もタンパク質もガンを発生、悪化を促すというのだ。

動物性脂肪を摂りすぎると、血中に悪玉といわれるLDLコレステロールが増える。これが増えて血管壁などにコレステロールの蓄積が多くなる。ここでは動脈硬化は発症しないのだが、これに何らかの悪要因が重なり活性酸素が発生、このLDLが酸化され、ここで初めて動脈硬化の引き金になるという。

「この酸化したLDLを有害な異物と認識した単球由来の貪食細胞といわれるマクロファージが、どんどん食べてくれるのです。ところが常時この状態が続くと、マクロファージ自体が酸化LDLを飲み込んだまま血管壁で力尽き、その残骸が脳梗塞や心筋梗塞を招く血栓となってしまいます。マクロファージは全身の血中を巡り、異物やウイルス、細菌などの病原体を見張り、貪食するパトロール隊でもあるのです。

そのような重要な役割をもつマクロファージがLDLの処理にかかりきりになると、絶えず毎日五〇〇〇〜六〇〇〇〇個発生しているガン細胞の処理ができなくなってしまいます。体内では、NK細胞などと共にマクロファージは、ガンの芽を摘む最前線の免疫細胞の働きを担っているのです。したがって、この酸化LDLの処理に手いっぱいになると、免疫細胞の働きができず、発ガンしやすくなったり、ガンの転移や再発の危険が増してしまうのです」

これが、済陽院長が腸動物性タンパク質・脂肪を制限する理由だ。

とくにガンの中でも、乳ガンと前立腺ガンが脂肪を摂る人ほど発症しやすいことがわかっている。日本の脂肪摂取量の四倍ほど高い欧米では、乳ガンや前立腺ガンにかかる率が四倍高いという。極力、脂肪摂取を控えることがガンの予防につながるというわけだ。

4 免疫力を高める食品とは？

済陽式食事療法では、前出の動物性脂肪・タンパク質を制限し、大量の抗酸化成分や酵素を豊富に含む生野菜・果物ジュースの大量摂取が〝抗ガン剤代わりになる〟ことがわかってきた。もう一つ重要な食べ物としては、乳酸菌やキノコ類、海藻の摂取があげられる。これはいずれも天然免疫賦活剤でもあるからだ。

ヨーグルトは一日三〇〇〜五〇〇gを朝食時や昼食時に

ご存じのように私たちの腸内には五〇〇種類以上、一〇〇兆個の腸内細菌が棲息していると言われる。その比率は、健康に役立つ一〇％の善玉菌、病気の要因になる一〇％の悪玉菌、両方から影響を受けやすい八〇％の日和見菌。これが毎日食生活などによって勢力争いをしており、腸内環境が形成されている。

「悪玉菌優位となれば、それが作り出す毒性物質や細菌毒素の影響で様々な病気や不調を起し、大腸ガンの発生にもつながります。善玉菌が多く繁殖すれば悪玉菌の繁殖が抑えられ、ガンの抑制に役立ちます。また、外から侵入してくる病原菌のバリアーとなるのです。この善玉菌の代表がビフィズス菌やブルガリア菌などの乳酸菌です。

悪玉菌の多くは嫌気性と言って酸を嫌いますので、乳酸菌が繁殖する酸性の腸内環境では、より強く悪玉菌の繁殖や活動を抑えることができるのです」（済陽院長）

近年の研究では、乳酸菌の菌体成分そのものの刺激によって免疫の仕組みで重要な働きがあるインターフェロンが多く作られることや、体内で選択的にガンを攻撃するＮＫ細胞を活性化することがわかってきた。

その対策として、最も役立つのがここにあげた乳酸菌を含むヨーグルトの摂取。これは「プロバイオティクス」と呼ばれる、直接的に乳酸菌を補給し、悪玉菌を抑制する方法だ。

また、善玉菌の餌となる食物繊維やオリゴ糖などを補給し、善玉菌を増やす方法を「プレバイオティクス」と呼ぶ。

済陽式食事療法では大量の野菜とともに食物繊維が多い海藻、オリゴ糖が豊富な大豆、ハチミツ、タマネギなどを摂るプレバイオティクス、それに直接ヨーグルトを大量に摂るプロバイオティクスを合わせるので、腸内で効率よく善玉菌が増殖し、ガン細胞を大いに抑制してくれるわけだ。

ヨーグルトの摂取量については。

「毎日四〇〇～五〇〇g摂れれば理想ですが、最低三〇〇gは摂る必要があります。ヨーグルトはカルシウム、カリウム、ビタミンB群なども豊富に含み体調を整えてくれます。乳製品はアジア人には、八割がた遺伝子的に乳糖を分解する酵素が不足し、腹が下る『乳糖不耐症』が起きやすいのですが、ヨーグルトは乳糖が半分分解され、腹が下ることはなく、低エネルギーなので、牛乳よりも太る心配はありません。

このヨーグルトも生産地がしっかりした製品を選ぶべきでしょう」（済陽院長）

β-グルカンを含むキノコや海藻も免疫を高める

免疫を高める食材としては、フコイダンなどの多糖体が含まれる海藻、β-グルカンが含まれるキノコ類も欠かせない。シイタケなどのキノコ類に含まれるβ-グルカンには、免疫賦活する作用が判明しているからだ。

「キノコに含まれるβ-グルカンには免疫賦活物質が含まれ、その一部は医薬品に認可され、当初は注射薬としてガン治療に用いられました。進行ガンには効果がでなかったのですが、最近、このβ-グルカンをナノテクノロジーによって微粒子にしたサプリメントが開発され、これを摂るとリンパ球が増え、免疫力が上がることがわかったのです。これと同じ効果はないにせよ、日々の食事にキノコを取り入れ、β-グルカンを摂取することは免疫力を高めるのに役立つと思われます。また、海藻類に含まれるフコイダンという物質も免疫を賦活する作用が判明し、体内でできるインターロイキンという免疫物質の産生を高めることが判明しています。

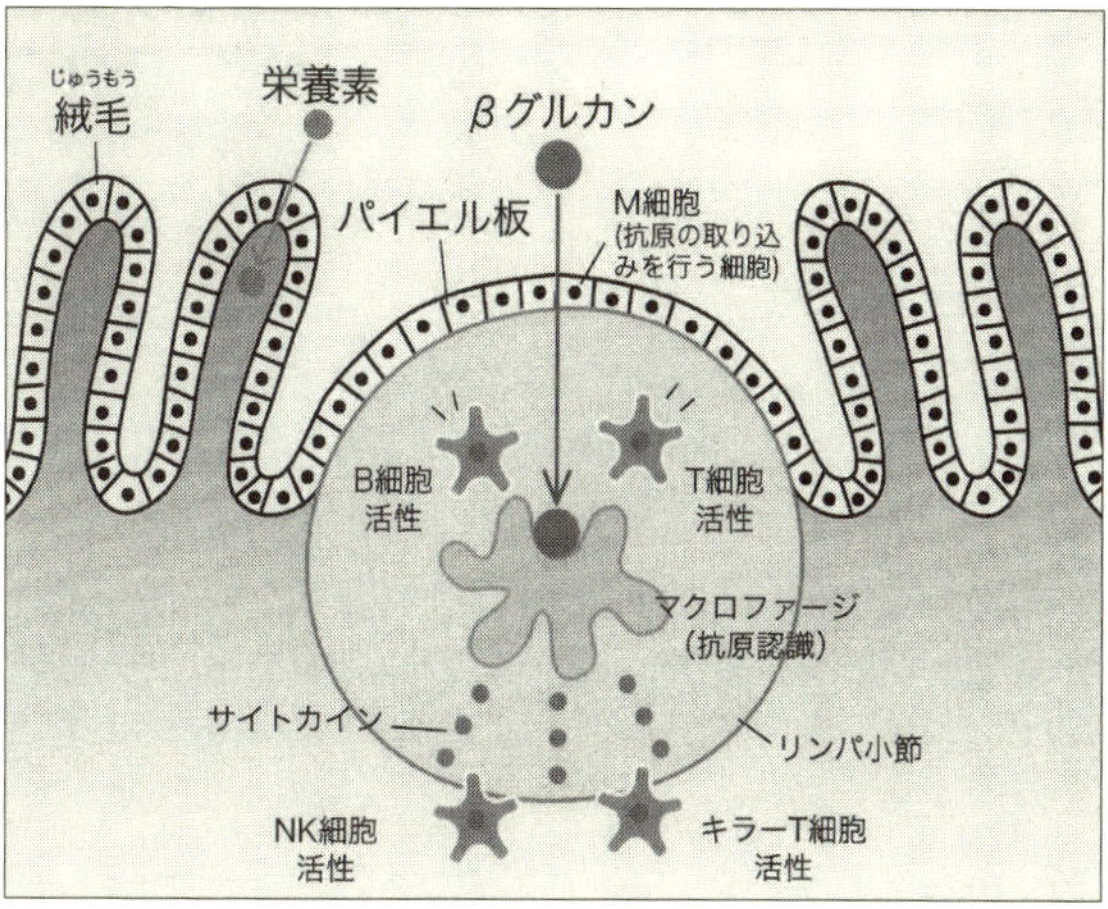

キノコ類や海藻を摂ると免疫が活性する

　キノコも海藻も食物繊維を豊富に含み、前出のプレバイオティクスの視点からも野菜と並んで毎日たっぷりとることをおすすめします」

　キノコ類は炒め物や煮物、海藻は酢の物や煮物にして毎日食べたい。さらにハチミツ、レモン、ビール酵母も効果的。

「ガンの抑制には、クエン酸回路の代謝を円滑化することが大切。そのためにビタミンB群と並びレモンに豊富なクエン酸が不可欠。ハチミツには、ビタミン・ミネラルが豊富で免疫増強に役立つ花粉も多い。ビール酵母菌には良質なアミノ酸を含み、補完食としても最適です」

免疫を高めるには、食事療法がいかに大事かということがご理解できたのではないか。

とは言え、新潟大学大学院の安保徹教授が免疫理論で説くように、十分な睡眠をとり、体を温めるとともにストレスがあまりかからないライフスタイルの改善も必要だ。

「本質的な位置づけは、食事や生活の改善が『主』であり、手術、抗ガン剤などの三大療法は『従』です。このことを念頭において、ガン治療に取り組んでほしいと思います」

済陽院長のお願いだ。

◎連絡先◎
西台クリニック
東京都板橋区高島平一―八三―八　電話　〇三―五九二二―〇七〇〇

第3章　先端医療と代替療法の融合で末期ガン治療が見えた

――末期ガンの有効率は六一・二九％

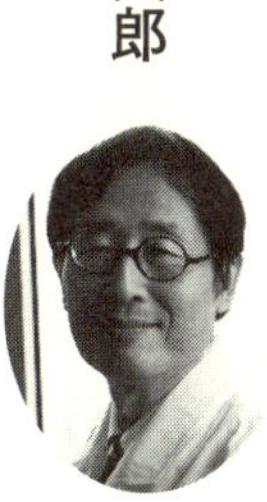

ユニバーサルクリニック院長　**白川太郎**

一九八三年京都大学医学部卒業後、同大胸部疾患研究付属病院第一内科入局。九一年オックスフォード大学医学内科留学、九五年大坂大学医学部にて医学博士号取得。同年オックスフォード大学医学部呼吸器化講師、九九年ウエールズ大学医学部大学院助教授、二〇〇〇年京都大学大学院医学研究科教授、〇一年理化学研究所遺伝子多型研究センター、アレルギー体質関連遺伝子研究チームリーダー（非常勤）兼務。〇八年長崎県諫早市にユニバーサルクリニックを開設、院長就任。

遺伝子解析の研究を続けてきたユニバーサルクリニックの白川太郎院長が行う治療の根幹は、二つの先端医療と二つの代替療法がメイン。ガンの増殖を止める遺伝子治療と、リンパに入り込んだガン細胞と闘うＮＫ細胞免疫治療だ。これに、ガンは熱に弱いという特質を利用した遠赤外線と低放射線でガンを蒸し焼きにする温熱療法、ガンと闘うための体力向上を狙った栄養療法を加えた。これで末期ガンの有効率は六一・二九％に跳ね上がった。

1　白川式複合遺伝子治療はこうして完成した

肺ガンで死亡する人を救うにはどうすればよいのか？

ユニバーサルクリニックの白川太郎院長が臨床医に再度転身したのは、二〇〇六年からのこと。それ以前はオックスフォード大学に遺伝子研究のため留学していた。

京都大学医学部を卒業した後、大阪の高槻日赤病院で呼吸器疾患の臨床医としてスタートした。多くの肺ガンや肺結核患者を診て、呼吸器不全、つまり窒息死が人間の死として最も辛いものだということをここで知った。しかし、医療現場では最善を尽くしても延命効果以外に患者を治癒させることができなかった。

では、肺ガンで死亡する人を救うにはどうすればよいのか？

導けた解答は予防だった。いろいろな治療を試みたが、予防に優る治療法は見いだせなかったのだ。しかしこれでは医師となった意味がない。

そこで臨床医を辞め、大阪大学の環境医学教室に移り、肺ガンや肺結核、喘息を予防するための研究を開始した。当時大阪大学では、〝成人病〟を〝生活習慣病〟に改称するための膨大なデータを収集、処理する研究をスタートしていた。

「健康は日々の予防が重要である」ことを証明するため、六〇万人以上の睡眠と疾病のデータ、喫煙と疾病のデータ、アルコールと疾病のデータなどを仮説に基づいて処理し検証。生活習慣病の予防なしに健康づくりはあり得ないことを立証するための膨大なデータを収集した後、審議会に提出した。

そして、成人病改め生活習慣病という病気は、治療第一から予防第一へという方向に舵をきることに成功した。その後、生活習慣病の膨大なデータから、この病がなぜ起きるのかという発病のメカニズムが解明され始めた。

結論として、生活習慣病は本人がもつ発病の遺伝体質があってはじめて発病することを突き止めた。つまり、どれだけご飯をたくさん食べても、糖尿病の発病因子を遺伝体質として持っていなければ糖尿病にはならない、いくら塩をたくさん摂っても、高血圧の発病遺伝子を持っていなければ高血圧にはならない。遺伝子素因が病の発症の源というのだ。

したがって生活習慣病の予防は、本人の遺伝素因を調べる必要が生じた。こうして遺伝子診断の重要性が開示され、やがて、国家的な取り組みとして生活習慣病の予防プロジェクトがスタートした。

白川院長の専門は呼吸器だ。そこで、喘息や肺結核、肺ガンといった病気の発病遺伝子を見つける必要が生じ、オックスフォード大学へ留学したのだ。この遺伝子を解析し、予防や治療に役立てる研究を続行した。

本物と偽物の治療の効果測定法に遺伝子検査を応用

ここで一〇年の歳月が流れ、肺の遺伝子研究と格闘。ようやく遺伝素因を調べる方法を確立することができた。こんな時、京都大学から公衆衛生の教授として招かれた。これが大きな転機となった。

「イギリスから戻ってみると、医療に対する信頼関係が崩壊しつつある日本の医療状況と出くわしたのです。要するに以前機能していた医師と患者さんの信頼関係がほぼ崩れており、昔、お医者様と呼ばれて絶対の信頼の対象だった医師を、現在の患者さんは信頼していないのです。患者さんのためを思って真に考えてくれる医師が少ないことから、逆に不信感を持たれている現実と出会いました。これは今でも変わらないでしょう」

こうした状況下、医師は医療訴訟を怖がって自己防衛に走り、助命という医師の本分に対して一歩踏み込んだ医療をしようとしないように思えた。また、患者は医師への不信感から鍼灸、漢方、サプリメントなどの代替医療に走っている現実が見えてきた。

「そこで、私は本物の治療と偽物の治療とをはっきり識別できる効果測定法が必要なことを痛感し、オックスフォード大学で研究してきた遺伝子解析の技術を、西洋医学の治療だけでなく、代替医療の治療効果測定に対しても応用することを思いついたのです。同じ土俵の上に載せて比べることで、西洋医学的治療法も漢方薬も東洋医学も代替医療も、この方法で公平に効果のあるなしだけで判定できると考えました。これで西洋先端医療や代替医療、伝統医療を組み合わせた統合医療的な治療方法を臨床的に研究する道を進み始めたわけです」

遺伝子検査による消化器ガンの発見率は九割に達した

当時、いや今でもそうだが、裾野が広がり始めた代替医療と言っても、西洋医学の医師から見れば、代替医療を効果判定するための指標が存在していない。これが西洋医学の医師に代替医療が相手にされない理由でもあった。そこで、遺伝子解析の技術を応用し、遺伝子検査を作り出せば、様々な療法の効果判定が容易になる。これが、白川院長が再度臨床医に転身した理由だ。そして、ついにその検査方法を完成させることができた。

こうした土台があって、ガンの増殖を止めるための遺伝子治療と、リンパに入り込んでガン細胞と闘うＮＫ細胞免疫療法の先端医療、また、ガン細胞が熱に弱いことを利用して全身の体内深部にまで届く遠赤外線と低放射線でガンを蒸し焼きにするドーム型サウナ施設を使った温熱療法、そしてガンと闘うための体力向上及び全身状態の改善を狙った栄養療法などの代替医療を組み合わせることができた。

本来、西洋医学と代替医療は相容れるのは難しいのだが、これを可能にしたのが遺伝子検査だったのだ。

この遺伝子検査では、二〇〇〇年、金沢大学医学部でも消化器ガンの発見率が実に九割にも達したことがわかった。また、福岡県の大規模な病院と民間会社が共同で取った臨床データでは、九九％の発見確率だったという。

遺伝子検査を活用すれば、ガンの発見確率は九〇％以上を超え、格段に高まるのだ。

末期ガンの二年生存率は六一・二九％！

詳細は後述するとして、白川院長が行う複合遺伝子治療の末期ガンの二年生存率は二〇一〇年一一月現在で六一・二九％の数値を記録した。この数値は、ガン専門の医療機関でのⅣ期治癒率と比較すると、ずば抜けて高いものだ。

白川院長はその秘密をこう語る。

「ガンは早期のⅠ期と、末期のⅣ期では治癒率は大きく違います。その理由は、主にリンパを通じて転移するガンの特性と、現行の治療法が噛み合っていないことに問題があるのではないかと考えたのです。リンパという器官はほとんど脂でできているので、水溶性である一般的な抗ガン剤は効果が薄いのではないか。つまりガンはリンパを通して転移するため、リンパの中にもぐりこんだガン細胞を叩ける武器を使わなければ、ガン細胞は倒せないのではないかと考えたのです。

そこで実際、この仮説にしたがって試行錯誤し、様々な治療法を試したところ、治療有効率を高めることができました。実は、〝敵は本能寺〟ではなく、〝リンパにあり〟だったことがわかり、リンパの中のガンを退治するには、リンパの中まで届く武器でたたかわなければならな

ユニバーサルクリニックの２年生存実績（2010 年１月 31 日現在）

	原発巣	症例数（うちⅣ期）	死亡・脱落数
1	脳腫瘍	２例（１）	１例（他院にて）
2	甲状腺	２例（１）	１例脱落
3	頭頸部	５例（３）	
4	肺	９例（８）	１例（他院にて）
5	食堂縦隔	２例（１）	
6	胃	11 例（10）	６例（６例とも他院にて）
7	小腸	０例	
8	大腸・直腸	19 例（18）	12 例（12 例とも他院にて）
9	肝臓	４例（４）	２例（２例とも他院にて）
10	胆嚢胆管	２例（２）	１例（他院にて）
11	膵臓	９例（９）	５例（５例とも他院にて）
12	腎臓	０例	
13	尿路膀胱	２例（２）	１例（他院にて）
14	子宮卵巣	４例（４）	２例（１例他院にて）
15	前立腺	２例（１）	
16	乳	９例（８）	１例（他院にて）
17	精巣	１例（１）	
18	悪性リンパ腫	３例（３）	１例（他院にて）
19	白血病	３例（３）	１例脱落
20	肉腫	２例（２）	１例（自宅にて）
21	原発不明	１例（１）	
合計		93 例（83）	36 例（うち２例脱落）

＊２年生存率 61.29％

転移巣の症例数

	転移	症例数
1	脳	９例
2	胸	18 例
3	肝臓	27 例
4	骨	10 例
5	胸・腹水・胸水	23 例
6	頸部リンパ	19 例

出典：『末期ガン、最後まであきらめないで！』（PHP）

いという結論に達したのです」

この治療法の中で検証し、最も即効性があり治療の有効率が高かった組み合わせが、標準治療の有効な治療法にプラスして、「遺伝子治療」「免疫治療」「温熱療法」、そして、全身状態改善のためのイオンミネラル溶液の経口投与、直腸投与によるミネラル補給、ビタミンとアミノ酸を補う玄米食などの栄養療法だった。

「私は医者であり科学者でもあるので、膨大な資料に目を通して有用と思われるデータを収集し、実際に検証し、何度も何度も仮説に基づいて検証する作業を行ってきました。私のクリニックではⅣ期の患者さんが多いので、モタモタしていたのでは命が尽きてしまうのです。こうした中で様々な基準をクリアしたのが、前出の二つの先端医療と二つ代替医療だったのです。とくにⅠ期とⅡ期の進行ガンでは、一般の病院でも手術とNK細胞免疫治療を組み合わせた複合治療は安全性が高く、私が知る限り過去に事故が起きたことは一度もありません。再発防止の観点からも非常に効果が高いので、ぜひ実施して欲しいものです」

現在の三大療法は、ほとんど免疫を低下させると言われる。自分の免疫を使って培養し、体内に戻すというNK細胞免疫治療の導入が待たれるところだ。

2　進行ガン、転移した末期ガンが消失する

国立がんセンターのⅣ期の二年生存率は一〇〜一七％

白川式複合遺伝子治療法が確立できたのは、今から三年前、京都大学から離れて臨床医になってからだ。したがって、まだ二年生存率しか打ち出せないのだが、その実績が79頁の表だ。症例は進行ガン後期Ⅲ期と末期ガンのⅣ期、合わせて九三例を検討した。脳、肺、肝臓、骨、膜・腹水・胸水、頸部リンパ節への転移がみられた症例だ。

この結果、脱落が三六例なので二年生存率は六一・二九％の数値が得られたのだ。

白川院長によれば、「大阪大学からオックスフード大学、京都大学に戻った私が遺伝子検査と遺伝子治療にたどり着いたのは、当然の帰結なのですが、高い治癒率を達成できたのは、種々の代替療法を組み合わせたことが大きな理由だと思います」という。

つまり、この二つの先端医療を根幹にし、ＮＫ細胞免疫治療、温熱療法、ビタミンＣやビタミンB17などの点滴療法、イオン化ミネラルなど有効性の高いサプリメント水溶液の経口投与・直腸投与による治療などのすべての療法を、症例にあわせて治療方針を立て、複合的に実行した結果、高い治癒率が得られたというわけだ。

国立がんセンターやそのほかの権威ある治療センターの最近の二年生存率は、Ⅳ期で一〇〜一七％というのだから、同クリニックの達成した六一・二九％という数値がいかに優れているかが理解できるのではないか。

【進行性乳ガンの温存的治療→病巣石灰化、腫脹消失、異常細胞消失】（Hさん、女性、四四歳）

二〇〇七年一一月来院。数年前、数カ月にわたって左側乳房にしこりを感じ、病院でマンモグラフィーと二回の生体検査を行ったが「悪性所見なし」との診断。しかしその半年後、三回目の生検で硬ガンタイプの悪性腫瘍であることが判明。右側のリンパ節への浸潤が確認され、進行性乳ガンと診断された。

その病院からは、温存的切除術（乳房の一部とリンパ節を切除）を勧められたが、内科的治療を希望、当クリニックを受診。

●治療：遺伝子治療薬を一回、患部に直接うち込むと同時に患部側および対側のリンパ節近傍への注射も行う。投与中に三九～四〇℃内外の発熱があった。三日あけてさらに二日連続で遺伝子治療薬を投与。これにあわせ温熱療法を同時に開始、一週間続行。この温熱療法はその後三カ月続けた。

●結果：六カ月後にはすべての病巣が石灰化し、リンパ節の腫脹は消失。生検の結果、異常細胞は消失、血液検査の数値も正常化した。

●解説：「遺伝子治療薬が非常に強力にガンの進展と浸潤を抑えた。この程度の範囲の病巣は切除なしでも治癒が可能であることを示唆しています。強く発熱がみられたことから、遺伝子治療薬と温熱効果が相乗効果をもたらしたのでしょう」

【五年以上たって再発した乳ガンが全身に転移→胸水消失、腫脹消失】（Kさん、女性、五八歳）

二〇〇八年三月来院。Kさんは来院する七年前に乳ガンと診断され、左の乳房の全摘手術を受けた。その後、数カ月ごとに画像撮影や血液検査を受けながら、経口抗ガン剤治療を受けていたが、およそ七年後、左胸部の痛みを覚えたためCT検査を受けたところ、両側の肺に粒状の影が発見され、鎖骨近くに腫脹が認められた。生検の結果、乳ガンの再発と診断された。診断を受けた病院で抗ガン剤治療を行うが効果がなく、左の胸に胸水がたまり、当院を受診。

●治療：直ちに両側の鼠径部、わきの下に遺伝子治療薬を注射し、温熱療法を開始するとともに胸水を数百cc残し除去。さらに培養ＮＫ細胞一〇億個以上も胸水中に二回注入した。

●結果：胸水は消え、リンパ節内の遺伝子治療薬を注射し、腫脹の消失をみた。

●解説：「ガンは五年生存率で治癒したことになっています。しかし、乳ガンは五年以上、一〇年経って再発することも稀ではありません。これは乳房近くにリンパの本管が通っており、ここにガンが侵入すると、リンパ管の中でゆっくり成長するからです。このため再発性乳ガンは、極めて抗ガン剤治療の抵抗性が高く難治性のガンです。再発乳ガンは温熱療法と免疫治療が実に有効なことが多い」

【肝炎ウイルス由来の原発性肝臓ガンの治療→腫瘍消失・縮小】（Tさん、男性、五九歳）

二〇〇九年二月来院。Tさんは生来、B型肝炎ウイルスの保因者として検診を受けていたが、二年前に左側の肝臓に直径二㎝程度の腫瘍が見つかり、生検の結果、肝臓ガンと診断された。そこで、左の肝臓摘出手術を受けた後、毎月、超音波エコー検査と血液検査を受け、腫瘍の影は認められなかった。ところが、当院での超音波エコーで二つの腫瘍の影を発見。

●治療：温熱療法を二週間行い、その間に超高濃度ビタミンC点滴を含む薬剤治療を行うとともに、NK細胞免疫治療を六カ月続行した。

●結果：一つ目の腫瘍は消失。しかし、本人の希望で別な大学病院でカテーテルによる塞栓術を行ったが、効果がなくラジオ波凝固療法を行うことになった。

●解説：「原発性肝臓ガンは肝炎ウイルス由来で、肝臓は解毒臓器であるため、抗ガン剤はほとんど効かない。治療は手術塞栓術などの外科的治療が主流だが、あまり改善が見られない。免疫治療と温熱療法の組み合わせが極めて有効」

【大腸ガンから肝臓転移→取り込み消失、陰影消失】（Cさん、女性、七九歳）

二〇〇七年一一月来院。血便が出るので精密検査したところ、大腸ガンと診断。すぐに切除手術し、リンパ節除去手術を受けた。しかし一年後、左の肝臓に数㎝の腫瘍がCT検査で判明、再度手術。ところがその半年後、今度は右の肝臓に腫瘍の影が見つかり、数カ月で一五㎝の大きなガンに拡大した。仕事を継続したいと来院。

●治療：温熱療法とNK細胞免疫治療を開始。治療三回目で、CTでガンの可能性が高いとさ

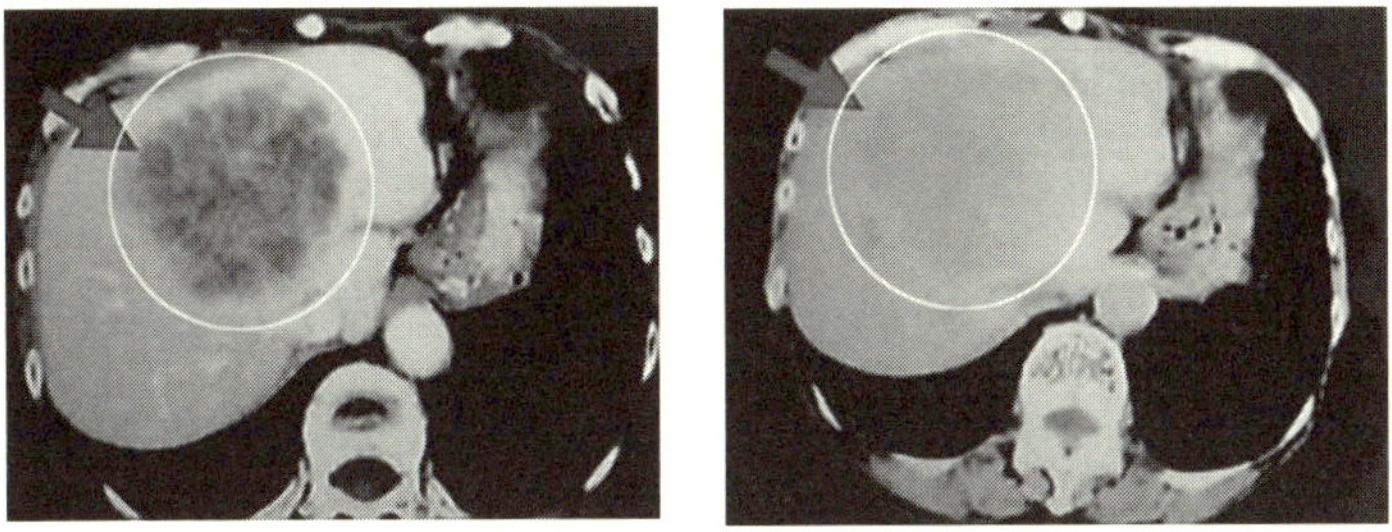

肝臓にあった15センチの腫瘍が完全に消失した（Cさん79歳）

れる造影剤の取り込みが消失したが、肝臓が大きく腫脹し激痛を訴えたため、二週間、別な病院で疼痛緩和治療を行い、ほぼ痛みは消失。CT上でも陰影は消失した。

●解説：「大腸ガンは門脈を通じてガン細胞が転移するので、肝臓への転移は必然。食生活の洋風化で、当院でも大腸ガンから肝臓に転移したタイプが三分の一。孤立性で転移した肝臓ガンは、温熱療法とNK細胞免疫治療では他の領域のへの浸潤がなく、抗ガン作用が発揮できるものと考えられます」

【胃ガンから肝臓、リンパ節転移→腫瘍消失、幽門部狭窄解消】

（Hさん、男性、七三歳）

二〇〇八年一月来院。Hさんは健康だったが、仕事中に疲労感が多くなり、慢性疲労と便秘で食事がとれなくなった。ついに歩行困難となった。そこで、CT検査と胃内視鏡検査の結果、胃ガンと診断された。直ちに手術したが、周囲のリンパ節、肝臓への転移が認められ、手術不能。胃と小腸を結合し、幽門部を通らずに経口物を腸へ送る手術で終了。食事がとれないので来院。

●治療：全身の状態を向上するため、パプラール製剤一日一二本、一週間投与すると、食事が摂れるようになり歩行も可能に。また、活性炭中心のサプリメントを飲んでもらい、浣腸を行うと、大量の黒色便が連日排出され、胃部の膨大状態が解消された。

ところが、急速に腹水が発生したため、四週連続で腹水の除去と、ＮＫ細胞免疫の点滴投与を行い、連続五日間リンパ節への遺伝子治療薬の注射と温熱療法を繰り返した。

●結果：肝臓に転移した腫瘍は消失し、幽門部の狭窄も取れ、十分な量の食事がとれるよう回復した。

●解説：「胃ガンは生存率は高いのですが、このケースのように進行した胃ガンは、ガン細胞が胃壁を破って外に出て転移するので、難治性が高く肝臓への転移率が高いのです。

このような胃ガンに対しては、抗ガン作用のあるサプリメントの大量投与が有効です。進行胃ガンの場合は便秘傾向が強く現れますが、これに対しては浣腸を繰り返し、活性炭のような排毒作用のあるサプリメントを使うと全身状態が改善されるので、治療の前に行うべきです。通常、経口投与するイオンミネラル溶液やフコイダン液などを、経口ではなく直腸からの投与で浣腸液に混ぜて使用すると、免疫力の向上も見られますので、経口摂取できないときは直腸投与（浣腸）が極めて有効な手段となることがあります」

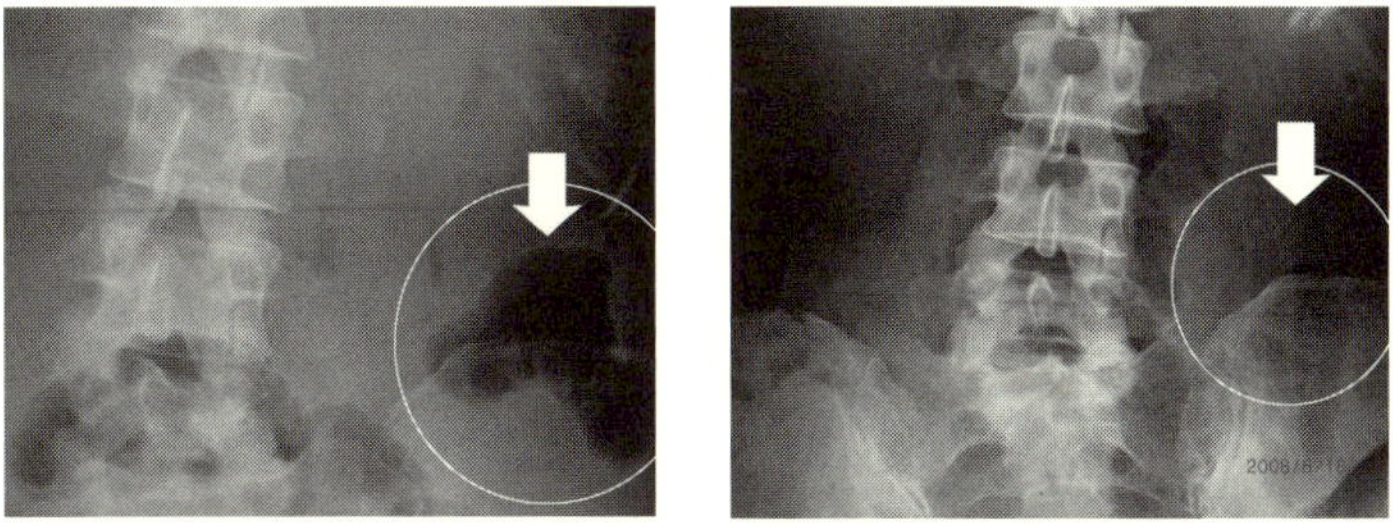

胸部の粒状の影が２回のNK細胞免疫治療で減少した（Kさん40歳）

【肺ガンから脳転移→腫瘤消失】（Kさん、女性、四〇歳）

二〇〇八年来院。とても元気だったが、ある日突然呼吸困難になった。病院胸部レントゲン検査したところ、両側の肺に無数の粒状の影が認められた。大学病院での検査では肺ガンとの診断。直ちに全身ＣＴ検査が行われ、脳内に直径三㎝の腫瘤の影が前頭葉に認められ、脳転移と診断された。

治療では放射線照射が行われ、腫瘤は消失した。しかし、呼吸困難が進行し、抗ガン剤治療しかないが、副作用がでた場合危険との説明。また、脳ＣＴ検査で腫瘤の再発が認められ、大学病院での治療を諦め、在宅で酸素吸入をしながら療養。その後来院。

●治療：直ちにパプラール製剤を一日一〇本飲用、ＮＫ細胞を本人から採取し培養。毎日往診し、自宅で温熱療法を実施し、ＮＫ細胞免疫治療を二回行った。

●結果：ＮＫ細胞免疫治療を二回行ったところ、呼吸状態が改善、酸素なしで自宅内を散歩できるまで回復。ＣＴ検査で脳内腫瘤の影の消失が認められた。胸部レントゲン検査では粒状の影が減少し、食事が可能になった。

●解説：「肺ガンでは脳への転移が頻繁に見られます。脳には血液脳関門があるので、使用する薬剤やサプリメントがこの関門を通過するかどうかは不明で難しい。また、遺伝子治療薬も点滴では点滴不能と考えられ、頚部のリンパ節への注射で対処。脳転移にはＮＫ細胞免疫治療が非常に有効で、頻繁に行うことで副作用もなく、効果が認められます」

3　遺伝子検査と遺伝子治療薬、免疫治療の効果

遺伝子検査で一ミリ以下の超早期のガンを発見できる

前項の症例のように、現代医療では不可能とも思える末期ガンを治癒に導く先端医療と代替医療の組み合わせを可能にした遺伝子検査法とは、どのようなものなのか？

「これには現在三つあり、一つは口中の粘膜を綿棒でこするだけでその人の遺伝特性を調べ、将来の疾病の発病に備えたり、予防したりするための検査です。ガンのほか高血圧、心筋梗塞、心臓肥大、動脈硬化、肥満、骨粗鬆症、アルツハイマー症などの病気のリスク判定が可能です。

二つ目は、白血病と診断された場合、血中のガンの染色体や遺伝子を調べて抗ガン剤が効くかどうかの効果を予測する検査です。より早期に別な治療薬や治療薬を選択することにも利用されています。

三つ目は、ガンリスク診断としての遺伝子検査で、一ミリ以下の超早期のガンをリスク診断

できる優れた検査法です。従来の検査では発見が難しい微細なガン細胞を発見でき、三〜五年先の〝ガン予防〟の可能性もある最先端の血液検査です。

このガン遺伝子検査、ストレスや化学物質などの因子が原因で起きた遺伝子の損傷によって発ガン遺伝子が生まれることから、血中に流れ出た遺伝子を解析することで、通常のガン検診で発見されるよりもはるかに早い段階でガン細胞の兆候とガン発症のリスクを見つけ出すことができるのです」（白川院長）

採血してから結果がわかるまでの期間は、簡易検査三、四日間、詳細検査で四週間程度。通常の末期ガン治療の場合は、費用が安価な簡易検査で十分。治療が上手くいって、ガン細胞が潜伏状態に入った場合の動向を知る場合に詳細検査を行えばいい。

このガン遺伝子検査は、予防に対しても効果が高いのだが、例えば三大療法や遺伝子治療、免疫治療、温熱療法、栄養療法の効果の測定でも目に見えないガン細胞がどのくらい残っているかが判定できるので、ガン治療の効果を測定するのにも大きな効果を発揮できるという。

また、ガンの治療後に定期的なガン遺伝子検査を続けていれば、ガン遺伝子の増減の傾向をいち早く捉えられるので、必然的に再発予防にもつながる。

言ってみれば、いままで目に見えなかった、深海を潜航するステルス潜水艦のような脅威の敵に対し、これを正確に捉えられる高性能レーダーのような存在がガン遺伝子検査というのだ。

「目に見えない微細なガン細胞の正確な動向が把握できれば、ガンという病気もそれほど恐ろしい敵ではなくなってくるのです」

白川院長はこのガン遺伝子検査の広い普及を望む。しかし、残念ながら現在のところ保険適用外の診断なので、全額自己負担となり、高額な費用がかかるのが難点だ。

ガンの強敵、ガン抑制遺伝子p53を使いガンを無力化する遺伝子治療

つぎにいよいよ遺伝子治療を明らかにしよう。

ガンという病気は、遺伝子に変異が起こって発症する病気と考えられている。であるなら、遺伝子の変異を修復し、元に戻せば、ガンは治るのではないか。

「簡単に言えば、外部から治療に有効な遺伝子を組み込んだ何らかの細胞を入れて、有効な遺伝子をガン細胞に運び込み、遺伝子変異の修復を行うという治療法です。この有効な遺伝子情報として活用するのが、ガン抑制遺伝子と言われる〝p53遺伝子〟なのです。

これは細胞分裂を止める強力な遺伝子情報をもっており、ガン細胞の最も恐ろしい特徴である無限の細胞分裂を止める働きが期待される遺伝子です。

ガン細胞が怖いのは、無限に分裂増殖を繰り返し多臓器に転移して、そこでまた分裂増殖するからです。つまり、一番怖いのは転移ではなく、無限増殖なのです。これを止めてしまえば、ガン細胞は〝ガン〟ではないのです」

しかし、このp53遺伝子をどうやってガン細胞に運ぶかが課題だった。

これは様々な物質が試された結果、「レトロウイルス」と「アデノウイルス」という、機能を無くし無害化したウイルスが、ガン細胞への運び屋として適切なことがわかった。

本来、ウイルスはこの能力によって、インフルエンザや風邪の遺伝子を人間の細胞中に運んで感染、増殖する。遺伝子治療ではウイルスのその運び屋として能力をガン治療にうまく利用できたというわけだ。中でも二重螺旋をもつアデノウイルスというＤＮＡウイルスがガン治療に適していることがわかった。

では、この遺伝子治療の安全性はどうなのだろうか？

「運び屋であるウイルスの毒性は無くしてあり、今のところ、人体や正常組織には全く無害で、ガン細胞だけに効果があります。ウイルスの本体である有害な遺伝子が治療用のｐ53遺伝子に置き換わっていますので、有害性を発揮しようがないのです。

このｐ53遺伝子が正常組織にとりついても、発熱や免疫反応が多少現れる程度で、組織に重大な影響や問題は一切報告されていません。なぜなら、このｐ53遺伝子はもともと正常組織に備わっているもので、いわば細胞分裂時の最終チェック機関なのです。

つまり、遺伝子情報が間違っている場合、細胞分裂にブレーキをかける遺伝子です。ガン細胞の場合はこれが壊れているか狂っているから、分裂増殖し放題になりますので、新たに正常な機関を取りつけると分裂ができなくなるのです。正常組織はもともと遺伝子情報が間違っていませんから、ｐ53遺伝子が余分に一個増えても問題はないのです」

問題は、自由診療なので全額自己負担になるので費用が高額なことだという。米国では、遺伝子治療が第三相試験に入っているので医薬品に認可されるのは時間の問題。中国ではすでに認可されているというので、日本でも一刻も早く保険診療の認可が待たれるところだ。

遺伝子治療薬の投与の手順

現在のところ効果と安全性が確認されていないので、「ほかに有効な手立てがない」場合に限り、標準治療から見放されたⅣ期の末期ガンのみ施術が適用される。

手順としては、まず画像診断を行い、どの位置にどの程度の腫瘍があるのかを判定。画像診断は超音波エコー、造影ＣＴ、ＰＥＴ-ＣＴなどで行い、どの部位にどの程度の遺伝子治療を行うのか、医師自身が治療方針を決定。リンパ系組織の近くに遺伝子治療薬を注射によって投与する、遺伝子治療薬を点滴で血中から投与するといった方法で体内に取り込む。

Ⅳ期のガン細胞の大部分は、リンパ系の中に存在する。したがって、このリンパ系組織周辺のリンパ管やリンパ節の周辺に遺伝子治療薬を打ち込めば、大きな効果が得られるという。

打ち込む場所は鼠頸部やわきの下が有効な注射箇所で、どちらか一方、または両方に注射する場合もある。例えば、大腸ガンで肝臓に転移し、肺にも転移した場合はなどでは両方に打つケースが一般的。この遺伝子治療薬の投与量は、まず慎重を期して一ccアンプルの二分の一の注射から始める。

「大量のウイルスが一度に体内に注入するので、発熱が強く出たり、免疫反応が強く起きる場合があるので、少量からスタートするのが妥当なのです。実際、リンパ管やリンパ節付近に注射することで、術前と術後の検査結果を比較しても明らかに遺伝子治療薬の効果が上がっていることが確認できています。

注意すべきことは、副作用として強い発熱があります。ガン細胞に運ぶウイルスは無害化しているとはいえ、病原菌の形をしていますので、体内の免疫細胞や正常組織が勘違いを起こし、血管内やリンパ管内で大変な騒動となります。この騒動が発熱や吐き気、悪寒、頭痛、めまいなどの免疫反応を引き起こすのです。しかし、本物のウイルスとは違い、それ自体が病原菌ではないので、副作用は一時間もすれば収まります」

通常の投与は、五日間連続投与する。強い発熱が出た場合は、二分の一アンプルで続行、発熱が出ない場合は一ccのアンプルに量を倍増し、残りの日数を連続投与するのが基本だ。

数億個のＮＫ細胞免疫療法でガン細胞を叩く

次に有望なのが免疫療法だ。これは三大療法の次に信頼度が高いことから、「第四のガン治療法」とも期待されているものだ。

簡単に言えば、患者からの免疫である白血球を取り出し、外部で一万倍前後に培養、点滴で体内に戻す療法だ。しかし、巨大になったガン細胞を免疫治療単独で根絶するのは難しく、通常療法で免疫が相手にできる微小な状態のガン細胞には効果的と考えられている。

これには、第一世代の獲得免疫系のTリンパ球、第二世代の自然免疫系のNK細胞、第三世代の攻撃司令官の働きがある樹状細胞、そして、ガン細胞の表面や内部に発生しているタンパク質(ペプチド)の一種を特定し、これを攻撃する免疫細胞を培養、増殖し、この攻撃を誘発するワクチンを作って体内に戻すという第四世代のガンワクチン療法の四つが研究されている。

白川院長が行っているのは、この中の第二世代のNK細胞免疫療法を活用することだ。

「第一世代のTリンパ球はガン細胞に指揮命令系統を妨害され、攻撃力が弱く、第二世代のNK細胞の方が安定しており、信頼性が高かったのです。私のクリニックでは、Ⅲ期やⅣ期の患者さんがくるので、ある程度の確証が持てないと患者さんに勧められません。劇的に効く場合と、なぜか効果がでない第一世代や第三世代は使えないのです。NK細胞は劇的ではありませんが、培養数が多ければ確実に効果をあげるので、現段階ではこれを採用しています」

このNK細胞を培養する機関は、名古屋で五〇〇〇例以上の治療実績がある内藤メディカルクリニックと提携、ここで送られてきた血液を二週間ほどで培養し、NK細胞を一万倍に増殖。また、NK細胞の数のチェックとNK細胞の殺傷能力のテストなども行われているというので安心だ。輸血用の点滴セットで約一〇~一五分くらいで血管中に投与される。

免疫力を発揮する細胞

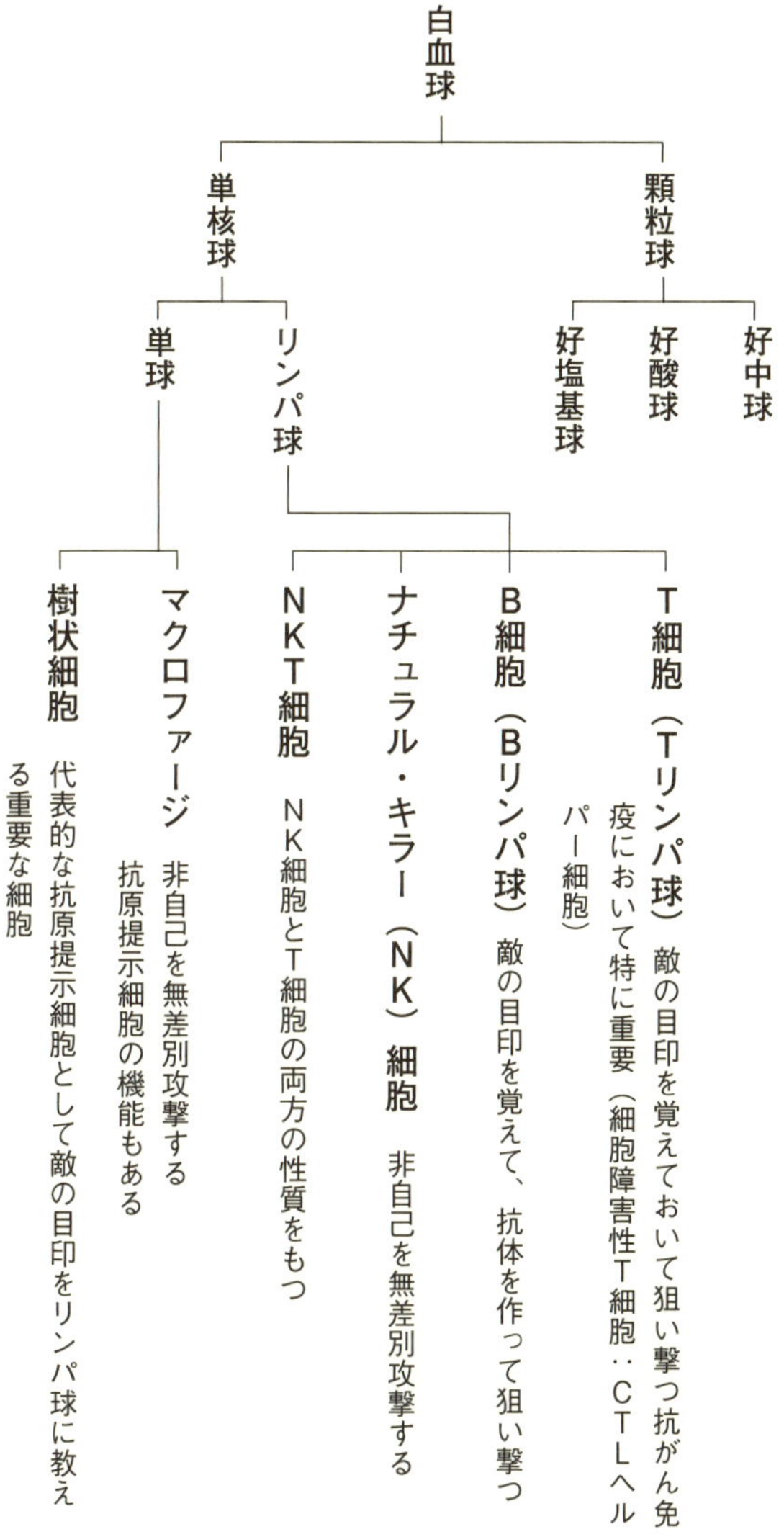
白血球
単核球
顆粒球
単球
リンパ球
好塩基球
好酸球
好中球
樹状細胞
代表的な抗原提示細胞として敵の目印をリンパ球に教える重要な細胞
マクロファージ
非自己を無差別攻撃する
抗原提示細胞の機能もある
NKT細胞
NK細胞とT細胞の両方の性質をもつ
ナチュラル・キラー（NK）細胞
非自己を無差別攻撃する
B細胞（Bリンパ球）
敵の目印を覚えて、抗体を作って狙い撃つ
T細胞（Tリンパ球）
敵の目印を覚えておいて狙い撃つ抗がん免疫において特に重要（細胞障害性T細胞：CTLヘルパー細胞）

出典：『インフルエンザのようにガンはワクチン療法で解決できる』（青萌堂）

4　温熱療養と栄養療法は欠かせない

ドーム式サウナ一〇分間で腎臓や肝臓の体の奥まで四二℃に上昇する

こうした遺伝子治療や免疫治療の効果をさらに高めるのが温熱療法や栄養療法だ。白川院長が選んだのは、麦飯石という薬石を積み上げたドーム式サウナだ。麦飯石とは中国で古来より珍重される薬石で、熱すると遠赤外線を放射する特性がある。

この部屋の中のドーム中央で松の木の薪を燃やし、室内の温度を一三〇℃まで上げる。そうすると、麦飯石から遠赤外線が放射され、体表付近で四二℃程度、体の奥では一〇分間ほどで一気に四二℃まで温度を上げられるという。

「通常の温熱療法では、肝臓や腎臓など体の奥の血管が集中している部位はなかなか四二℃以上まで上がらないのですが、この施設では一〇分で温度が到達します。遠赤外線は体を貫通しますので、体の奥だけでなく、体中を走る血管からリンパ管などの臓器を一括して治療することが可能です。

また、麦飯石から遠赤外線以外の多くの波長を同時に発生しているため、微量な低線量の放射線によって熱で弱った体内のガン細胞に対し、直接殺傷性のダメージを与える効果があります。人間には血液、リンパ、ホルモン、気など様々なものが流れており、この温熱療法によって、体の不調な部位の血流やリンパなど、生命エネルギーを高めることができるのです」

ガン細胞は四二℃以上の熱に弱い。また、四〇～四二℃程度の温度になると、あらゆる病気に効果があるというヒートショックプロテイン（ＨＳＰ）が作られる。このタンパク質が免疫力を高め、ガン細胞と闘う強力なパワーをつくることが期待できるというわけだ。

一回の所要時間は一〇分。その後十分に水を補給し、併設された温泉に入って保温。十分な休憩を取った後、もう二回入り、合計一日三回入る。発汗作用が起こり、抗ガン剤のデトックス効果も得られるという。

「高濃度ビタミンC点滴療法」と「キレーション療法」

栄養療法では、点滴と注射によって直接血液内に栄養を送り込む方法と、経口投与と直腸投与によって小腸を使って消化吸収によって栄養を送り込む方法をとる。点滴と注射では、「高濃度ビタミンＣ」と「キレーション療法」をご紹介しよう。

高濃度ビタミンC点滴療法

この療法は、五〇年以上前から行われていたもので、有名な研究論文では一九七六年、ノーベル賞科学者ライナス・ポーリング博士らが臨床試験を行い、ビタミンＣの大量投与によってガン患者の生存期間を延命できると発表したことで世界中に発信された経緯がある。しかし、博士は医師でないことから三〇年間も黙殺された。二〇〇五年米国国立衛生研究所（ＮＩＨ）

と国立がん研究所（ＮＣＩ）が「点滴によって達成されるビタミンＣ濃度（四〇〇mg／dl）はガン細胞を殺すことができる」「正常組織は害がない」「ビタミンＣの抗ガン作用は過酸化水素によって生じる」と発表されたことでポーリング博士の名誉は復権した。

ビタミンＣが血中に増えると、過酸化水素を生じる。この過酸化水素は抗酸化酵素であるカタラーゼによって無害化されるので、過酸化水素濃度は上がらない。しかし、ガン細胞には抗酸化酵素のカタラーゼがないので、ビタミンＣを吸収することで過酸化水素が発生し、ガン細胞は死滅するというメカニズムだ。

「治療方針としては、一五ｇから血中濃度が四〇〇mg／dlの目標を達成できる量と投与スピードを探しながら、大量のビタミンＣを点滴投与するだけで、ほとんど副作用はありません。しかし、即効性の高い根治療法ではなく、時間をかけて大きなガン腫瘍でも縮小させることが可能で、効果のあるなしは個体差が関与します。

とは言え、ビタミンＣの抗ストレス作用やウイルスや細菌の感染防止、コラーゲンの合成能力を高め、体質改善効果をもたらし、前向きに頑張れる心理的効果があります。また、抗ガン剤や放射線治療の効果をアップし、副作用を低減する作用もありますので、栄養療法の中では他の治療との併用する価値があると思います。日本でも最寄りのクリニックで実施していますので、点滴療法研究会のＨＰ（http://www.iv-therapy.jp）で検索し、お尋ね下さい」（白川院長）

キレーション療法

現在米国で、狭心症や心筋梗塞、閉塞性動脈硬化症などの治療法として年間一〇〇万件実施されている療法だ。ＥＤＴＡ（エチレンジアミン四酢酸）という合成アミノ酸を点滴投与する。これには、動脈硬化による狭心症や心筋梗塞などに効果があるNa‐ＥＤＴＡ、体内に蓄積した水銀や鉛などの重金属を除去するCa‐ＥＤＴＡの二種類がある。

「ガンの治療では、Ca‐ＥＤＴＡの方で、鉛、水銀、ヒ素、カドミウム、クロム、ニッケル、アルミニウムなどの重金属の蓄積によってガン、高血圧、全身倦怠やアレルギーなどが引き起こされている患者さんに行います。この他、活性酸素低減作用や動脈硬化の改善作用などに効果があるとされています」

治療を必要とする導入プログラムは、一回九〇分のアミノ酸点滴を五カ月以内に週に一～二回の頻度で行い、合計二〇～三〇回実施するのが目標だ。その後は、維持プログラムとして月に一～二回程度の点滴をする。なお治療期間中は、経口からもビタミン・ミネラルのサプリメントを服用し、運動と食事に関するアドバイスに従って、規則的な日常生活を心がけるのが基本だ。

「イオンミネラル溶液」が酵素活性を高める⁉

経口投与と直腸投与によって小腸から栄養を補給するのが、「イオンミネラル溶液」だ。

この溶液は花崗岩を食用硫酸で溶かし、ミネラルをイオン化した液体サプリメントだ。完全に水に溶け込んでいるので、腸管からの吸収率が高く、通常の食事では摂取できない多種類のミネラルの補給が期待できるという。

イオンミネラル溶液は原液でpH1・5、一〇倍に希釈してもpH2・5の強酸性だ。直腸投与はもちろん、経口投与でもそのまま飲用すると、消化管などに多少刺激が強いため、できれば刺激を感じなくなる程度まで水で薄めてから飲用、または浣腸するのがいいという。

飲用する目安は一〇倍希釈液で一日、体重の一万分の一～五程度。体重六〇kgで六～三〇cc程度が目安。

「ミネラルは微小なのであまり研究が進んでいませんが、酵素活性作用などいろいろな薬理作用が発見されています。例えば、経口および直腸投与では、多くの患者さんの白血球の増加傾向が見られ、ガンによる疼痛の大幅な軽減、または解消します。

小さな腫瘍なら縮小し、または進行が停止し、食欲が増進、便秘が解消し、湿疹や肌荒れが軽減、イボや良性腫瘍が消失するなど明らかにＱＯＬが改善され、患者さんが元気になるケースが多くあります。これは、いまだ解明されていない超微量ミネラルのイットリウム、チタン、ルビジウム、ストロンチウム、ランタン、セリウムなどが関わる未知の酵素が存在する可能性が極めて高いため、体内で酵素活性が促進されているのではないかと思われます」（白川院長）

発明者によれば、イオンミネラル溶液を電子スピン共鳴装置で測定すると、多量のＯＨラジカルが周期的に生じており、溶液中の溶存酸素が通常の水と比べ、異常に高いことが検出されたという。

OHラジカルとは、活性酸素の中でも最も反応性が高く、最も凶悪なフリーラジカルだ。

「経口および直腸投与に服用されたイオンミネラル溶液がそのイオン濃度の高さゆえに速やかに腸壁から浸透、体内でミネラルバランスが構築される。高濃度ビタミンC点滴療法の時の過酸化水素のようにガン細胞中にOHラジカルが発生するとしたら、ガン細胞はこのラジカルを消去するグルタチオン酵素を持っていないのでガンは死滅することになるでしょう。正常組織はOHラジカルを消去するグルタチオン酵素を十分に持っているので、正常組織に損傷を与えなくて済むのです」

と白川院長はその作用メカニズムを推察する。

現段階では研究途上なので、その真実は不明だ。しかし、心臓発作の特効薬のニトログリセリンがなぜ効くのか判明したのは、治療に使われだして一〇〇年以上だってからだという。副作用がなく、ガン細胞に対抗でき、しかも液体サプリメントとして安価に入手できる。大いに活用すべきだろう。

玄米に免疫賦活とガン細胞の自殺を誘導する成分が見つかった!

ガンになった場合、民間療法では玄米菜食が王道だ。明治時代に石塚左玄によって提唱された玄米菜食は、桜沢如一の「マクロビオティック」に継承され、世界に広がった。日本のガンの患者団体でも、ほとんど玄米菜食が推奨される。

世界的にも玄米のように精白しないで全体を食べる全粒穀物の摂取は、栄養価に富み、健康増進やダイエット目的でも世界的な潮流だ。

・米国とカナダの食生活指針では穀物の半分以上を精製されていないものを摂るよう指導、イギリス、オーストラリア、シンガポール、マレーシアも未精製の穀物摂取を奨励。

・世界ガン研究基金と米国ガン研究会は七〇〇〇以上の研究例を根拠にガン予防一〇カ条や、米国ガン協会のガン予防ガイドラインで全粒穀物を推奨。

・米国国立ガン研究所（ＮＣＩ）の大規模な研究によって未精製の穀物は大腸ガンのリスクを下げると報告。

日本では最近、琉球大学名誉教授の伊藤悦男博士らが玄米の米ぬかに含まれる多糖類α－グルカン（ＲＢＡ）に免疫賦活させる強い作用があり、同じく米ぬかのタンパク質（ＲＢＦ）にガン細胞を自殺（アポトーシス）を起させる抗ガン作用があるという論文を発表した。

このＲＢＡもＲＢＦも腫瘍をもったマウスに四週間投与したところ、腫瘍の成長阻止率がある六〇～七〇％という強い抗ガン作用を発揮したというのだ。

しかもＲＢＡは、ヘルパーT細胞を活性化させるインターロイキン12という物質と、キラーT細胞を活性化させるインターフェロン－γという物質を多量に放出して免疫賦活作用を発揮。

一方のＲＢＦの方は、ガン細胞が生きるために必要なエネルギーを熱に変えて放出させ、ガン細胞を自殺に追い込むタンパク質を多量に出現させ、ガン細胞を死滅させる作用が判明したというのだ。これらの玄米のもつ抗ガン作用と作用メカニズムは世界で初めて発見され、国際特許申請・所得したという。

そこで、製薬メーカーと組んで「正常組織に害がなく、ガン細胞だけを選択的に攻撃する全く新しい抗ガン剤」を開発するプロジェクトを発足。厚労省に申請したら、「新しい抗ガン剤は前例がない」との理由でこの新薬開発は却下され、断念に追い込まれたという。これが事実なら、厚労省は世紀の発見ともなる副作用がない抗ガン剤の開発を潰したことになる。

しかし、新薬の夢が断たれたとは言え、玄米にはα-グルカンRBAとタンパク質RBFが含まれ、強い抗ガン作用があることは証明済みだ。先人が推奨した食養生が医学的に解明された事実は消えない。この詳細は、伊藤悦男博士の『がん患者は玄米を食べなさい』(現代書林)に詳しいのでお読みいただきたい。

伊藤悦男博士によれば、玄米を強火で乾煎りし、一時間程度弱火で煮てつくる玄米粥がおススメだという。この殻を破る工程で抗ガン成分が溶出するようなのだ。

日本の伝統食にガンを治す成分が含有されていたわけだ。おかずは、マ(豆)・ゴ(胡麻)・ワ(ワカメ)・ヤ(野菜)・シ(椎茸)・ハ(発酵食品)ゲ(玄米)・シ(シジミ)・イ(芋)。

この中には、タンパク質と食物繊維が豊富で、脂肪や糖分が少ない。また、ビタミン・ミネラル・抗酸化成分・植物栄養素などが含まれ、抗ガン作用のある食材が多いので楽しみながら、三〇回以上よく噛んで食べたい。

5 あなたがガンと診断されたら

Ⅰ期・Ⅱ期であせって治療法を決定する必要はない

最後にガンと診断された場合の取り組み方、対処法を考えてみよう。

「かなり進行したⅢ期やⅣ期と診断された以外、つまりⅠ期～Ⅱ期では、〝あせってはいけない〟ということです。ガンと診断されると大きなショックを受け、三週間ほど正常な判断ができなくなります。この三週間であせって治療法を決めてしまってはいけません。

実はガンは一刻を争うほどの緊急性の高い病気ではありません。通常発見される五㎜や一㎝のガンが倍になったからといって、致命的というほどの遅れではありません。見つかってすぐでも、三週間でも六週間でも治療の有効性には大きな差はないのです。Ⅲ期やⅣ期以外のガンなら二～三カ月悩んでもそれほど深刻な進展は起こりません。

よくあるケースではあせって調べもせず、噂とか病院のランキング本などで病院や担当医を決めてしまう患者さんがいます。大きな外科手術や放射線治療を任せる場合、転院やセカンドオピニンに対して非協力的な病院で治療を受けてしまったり、ＱＯＬに大きな影響が残る乳房全摘手術や人工肛門手術、喉頭ガン手術などを簡単に選んでしまっては、あとでいくら後悔しても取り返しがつきません。大学病院や有名病院には名医がいるという幻想がありますが、大病院は基本的にマニュアル診療優先で、ガイドラインの域をでないケースが多いのです。

つまり、時間をかけて治療法を説明してくれる赤ひげ先生的な名医は少ないのです。難しい治療をバリバリこなす名外科医や名放射線科医、抗ガン剤治療の達人、先端医療に情熱をかけている名医は海外にでているか、クリニックを開業したりして、在野の方に多くいるのです」

白川院長は、あせらず三週間たって、冷静になったところでしっかり情報収集するべきだというのだ。

治療法を決めるための原則

そこで治療法を決める際の治療の選択基準として、「治療効果測定の原則」を頭に置く。そして、以下の項目を考えて決めるのがいい。

①その治療は効果があるのか
・患者が楽になるか
・検査結果がよくなるか
②その治療で患者が辛くないか
・痛い、苦しいなどの症状はないか

・あとで辛い副作用が出ないか

③その治療の費用はどのくらいか

「通常の治療で最も大切なのは①で、ガンが骨に転移したり、神経を圧迫し大変な痛みがある場合、痛みをとめるための緩和ケアなどは最優先です。欧米の研究では痛みがあった場合、緩和ケアを受けた方が生存期間が長いことが判明しています。痛がる場合は最初からモルヒネの処方や放射線疼痛緩和治療などを行い、積極的に緩和ケアを施すことが重要です」

治療効果を測る検査は、画像診断か腫瘍マーカーなどの血液検査や尿検査が一般的だが、ガン遺伝子検査の定期的な実施が望ましいという。

「②はＱＯＬに関する重要な項目で、大きな痛みを伴う治療や精神・肉体的に辛い治療、例えば辛い抗ガン剤治療など、あまりにも大きい副作用が出て患者に負担を強いる治療は続けられません。また後から出てくる副作用が非常に大きいと予測される場合、それに耐えられるかどうかも問題となります。抗ガン剤の脱毛作用や放射線治療後の食道焼けによる食欲不振などがその例です。それだけのデメリットを覚悟して行う意義がある治療なのかを判断しなくてはなりません」

現在では、できるだけ辛さや副作用を伴わない治療でできる内視鏡下での切除などを手術のかわりに選択する人が多い。また、重い副作用がある抗ガン剤の代わりに免疫治療や温熱療法、

白川式複合遺伝子治療法

先端医療		代替医療
●遺伝子検査 ●遺伝子治療薬 ● NK 細胞免疫治療	＋	●温熱療法…麦飯石ドーム型のサウナ ●栄養療法…イオンミネラル溶液の投与 ビタミンC・各種ミネラル混合液 玄米菜食、各種サプリメント

栄養療法などを再発防止のための予防処置として選択する患者が増加傾向という。

「③は、家庭事情もあるので多くは語りませんが、当然安価な方が良いのはたしかです」

こうした項目を吟味した上で、標準治療を受けるか、遺伝子治療薬や免疫治療、栄養療法を複合した療法を受けるかを検討したい。

Ⅲ期・Ⅳ期では三大療法だけでは心もとない

通常、大学病院や綜合病院で行われる標準的なガン治療は、手術、放射線治療、抗ガン剤治療の三大療法と、それらの組み合わせのみが行われる。

「血液のガンは別として、Ⅰ期Ⅱ期では最初に手術が勧められます。それが嫌ならセカンドオピニオンを行って他の医療機関に相談するのがいいでしょう。現在では、標準治療以外にも多くの治療法があるので、さまざまな治療の可能性を検討する意味でもセカンドオピニオンやサードオピニオンは実行すべきです。医師が嫌がる顔をしたら、〝ドクターハラスメント〟と認識してつきあわないことです。

さて、Ⅲ期Ⅳ期となると、通常の標準治療では心もとないでしょう。手術では全部取りきれませんし、放射線でも全身に照射するわけにはいきません。現実問題としてほとんどの病院では、抗ガン剤治療しか選択肢がありません。しかしこの段階での抗ガン剤治療は、特定のガンを除けば、治癒する確率は案外少ないのです」

これが現在、大病院で行われている実態だという。問題はⅢ期、Ⅳ期の進行ガン、転移ガンになった場合だ。ここに三大療法しか保険診療が適用になっていないという悲しい現実が露呈する。

こんな状況下におかれても、先端医療や代替療法を駆使することで、転移ガン・末期ガンでも、諦めさえしなければ可能性が大いに広がる。情報収集して最良の療法を見つけたい。

◎連絡先◎
ユニバーサルクリニック
長崎県諫早市鷲崎町三六〇―一　電話　〇九五七―四七―八八〇八

第4章　チーム医療で難病に取り組む

——脳幹刺激で慢性病にアプローチ

海風診療所院長　**沼田光生**

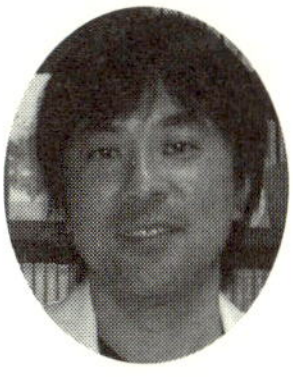

一九六四年生まれ。九〇年山口大学医学部卒業後、大阪大学医学部付属病院特殊救急部。阪和病記念病院脳神経外科などを経て、現在、海風診療所院長、周南病院理事長。患者の心身を丸ごと診る「ホリスティック医療」を実践。「自分の病気は自分で治す」という考えのもと、自宅で行うセルフケア指導にも力を入れている。外科医の専門を活かし、脳幹刺激によって自律神経や免疫力、ホルモンバランスを正常化する慢性病へのアプローチは独創的。

ガン攻略は自己治癒力の向上が鍵だ。それには心・運動（血流）・栄養（食事）の三要素が関係する。海風診療所（山口県）の沼田光生医師らが行うチーム医療には、中医師や薬膳師、柔道整復師、加圧トレーナーなどが在籍。一人の患者に複数のスタッフが当たり、患者の孤立感を和らげる。自己治癒力のコントロール中枢である脳幹の緊張をほぐすことから始まるホリスティック医療が特徴だ。

1　脳幹を刺激、免疫力を高める

ホメオスタシスを使えばガンの進行は抑制できる

同医師は、脳神経外科医出身だけにその療法は大脳生理学にまで及ぶ。

「これまで西洋医学でガン治療にあたった結果、西洋医学だけではどうしても限界があることがわかってきました。西洋医学は対症療法が中心で身体全体を診ていないので、ガン細胞を消滅させると同時に正常な細胞まで破壊、かえって死期を早めてしまうことがあるのです。

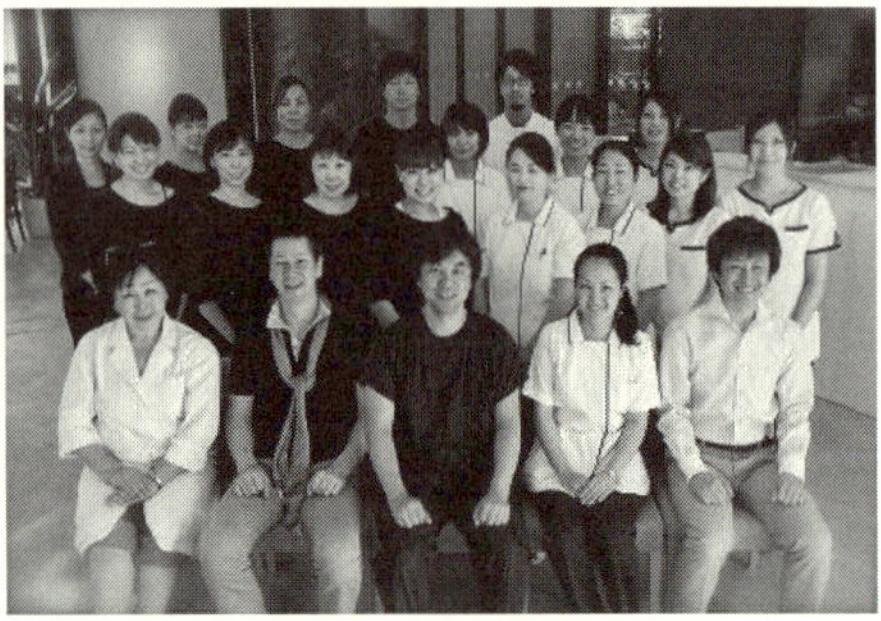

1人の患者に複数のスタッフが当たる

人間はどのような症状が起きても元に戻ろうとするホメオスタシス（恒常性）をもっています。これを使い、身体全体の自己治癒力を高め、その力でガン細胞の進行を抑制するのが最良な方法であるという結論に達したのです。

そして、自己治癒力のコントロール中枢である脳幹の力を最大限に発揮させるために、脳幹が納まっている上部頸椎の歪みを矯正する脳幹療法で、ホメオスタシスを高めることができるのです。ホメオスタシスとは、免疫系とホルモン系、自律神経系、脊髄・筋肉系の四つの系（「ホメオスタシスの四角形」）から成り立っており、相互に協力関係にあります。そして、脳幹はこの四つの系全てを支配しています。ですから、ここを刺激することで四つの系のコミュニケーションが正常化され、自律神経からの指令が全身にいきわたり、免疫力やホルモン分泌も正常化され、著しい治療効果をあげることができるのです。

そのため、新患さんが来られたら、最初に家族も含めて十分なカウンセリングを行った後、その人の心の状態や血流の状態、栄養の状態を把握する目的で、生活習慣のチェックはもちろんですが、自律神経機能検査、体組成を調べる検査、分子栄養学的な血液検査などを行い、その人の問題点を客観的に評価するのです」

沼田光生院長が目指すのは、西洋医学と東洋医学のいいとこどりだ。

脳幹が弱体化し慢性病が誘発される

では、この脳幹を活性化することで、どのような効果が得られるのだろうか。

「人間の脳は三層構造になっており、一番奥は爬虫類脳と言われ、呼吸や心臓の拍動、血流など、生きるために必要な働きを担う脳幹があり、その上に記憶や好き嫌い、やる気などの情動を司る大脳辺縁系があります。そして、その上に一番新しく出来た、物を考えたり、判断したりする大脳新皮質があります。この大脳新皮質を巨大化することで、人類は文明や文化を築いてきました。

この三つのバランスがとれていれば問題はないのですが、現代社会では規則や理性に過剰に縛られたり、多すぎる情報に振り回されたりして、大脳新皮質を酷使する生活をする人が増えてしまっているのです。したがって、脳幹や大脳辺縁系を使う機会が少なくなり、それらが弱体化してしまい、自己治癒力を低下させ、慢性病を生んでいるのだと考えています」

要するに、あまりにも大脳新皮質（特に前頭葉）中心の、情報過多な理性的な生き方に縛られた結果、好き嫌いの感情や意欲、動物的で本能的な感情が損なわれ、その結果、人間の根本的な自己治癒力（生命力）が低下、慢性病を引き起こすようになってきたというのだ。

「脳幹が活性化することで、人間が本来備えているホメオスタシスが働き出し、自己治癒力（生命力）がフル稼働するのです。逆に言えば、自己治癒力（生命力）をフル稼働させるためには、ホメオスタシスの司令塔となる脳幹を鍛え、活性化することが大切なのです」

沼田院長の慢性病治療のアプローチは脳幹を活性化することからスタートする。

四つの系のバランスが狂うと免疫力が低下する

次にストレスと四つの系の関係、そして病との関係を明らかにしよう。

通常、ストレスがかかると交感神経が緊張し、副交感神経の働きが抑制されることは、免疫理論の新潟大学大学院の安保徹教授が明らかにしたのでご存じの方も多いはず。

「こうなると血中の白血球のバランスが乱れ、過剰に増えた顆粒球から活性酸素が放出され、粘膜組織が破壊されます。その一方でリンパ球が減少するため、免疫力が低下し、細胞組織の修復が行われず、病気が進行、病が治りにくい体内環境となるのです」

　これが慢性病の九割前後に活性酸素が関与するとされる根拠だ。この活性酸素が引き起す病は、ガン、糖尿病、高血圧、心臓病、脳梗塞、リウマチ、胃・十二指腸潰瘍、口内炎、潰瘍性大腸炎にまで及ぶ。

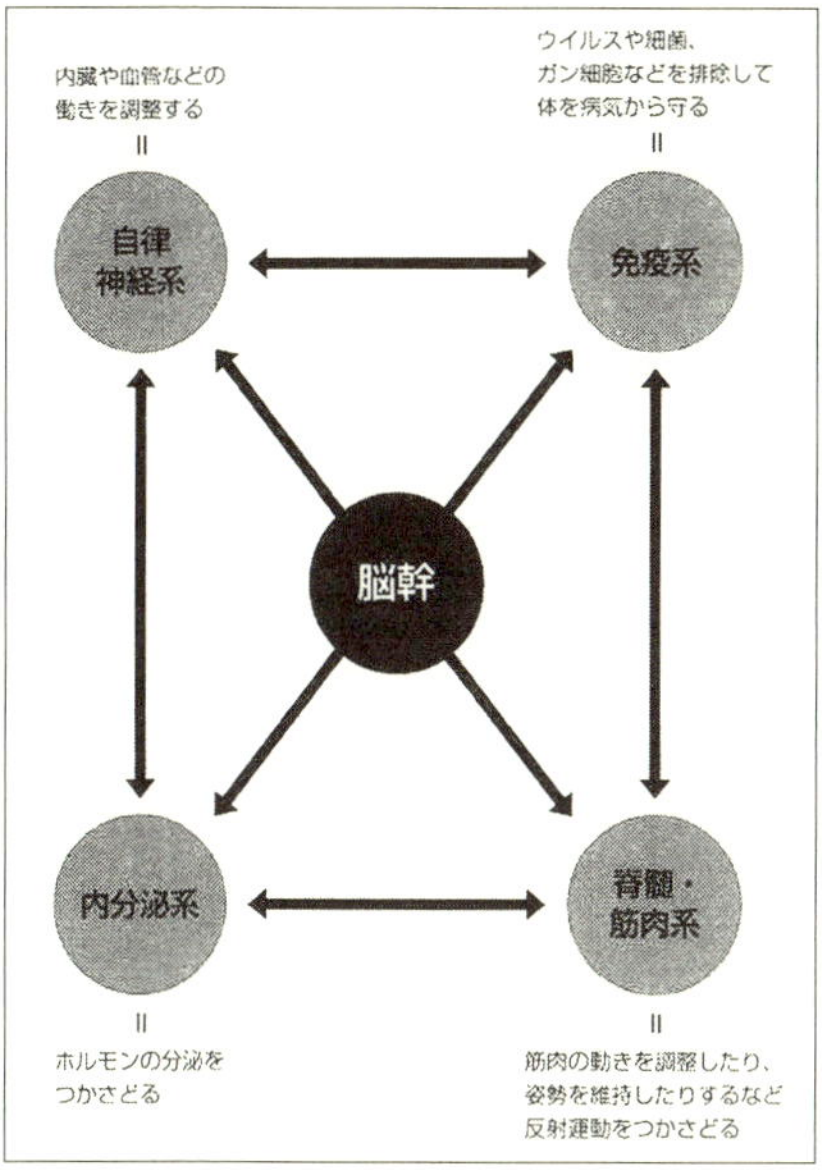
内臓や血管などの
働きを調整する
＝
自律神経系
ウイルスや細菌、
ガン細胞などを排除して
体を病気から守る
＝
免疫系
脳幹
内分泌系
＝
ホルモンの分泌を
つかさどる
脊髄・筋肉系
＝
筋肉の動きを調整したり、
姿勢を維持したりするなど
反射運動をつかさどる
脳幹は四つの系を支配している

「さらに交感神経が緊張するとアドレナリンの作用によって血管が収縮するので、血流が悪くなります。その結果、痛み物質や炎症性物質が組織にたまるようになり、肩こりや腰痛、ひざ痛、生理痛、子宮内膜症などが発症します。頭部の血流が悪くなれば、耳鳴りや難聴、不眠、イライラ、円形脱毛症などの原因となります」

　また、この血流の悪化にともない、体内の老廃物やアレルゲンなどを排泄することができなくなり、アトピー性皮膚炎や喘息などのアレルギー性疾患も誘発するというのだから、副交感神経をやや優位にすることで血流はつねに良くしておきたい。

ホルモン分泌は若々しさにも関係する

このストレスは、内分泌系にまで影響を及ぼす。やがて、脳幹の視床下部と脳下垂体が疲弊し、ホルモン分泌の調整が機能しなくなる。その結果、ホルモンバランスが乱れた様々な症状が誘発されることになるという。

「女性の多くが経験する生理痛や生理不順、男性の精力減退にも脳幹の機能低下がかかわっています。この内分泌の病気は多岐にわたり、膵臓から分泌されて血糖値を調節するインスリン作用が不足して起こる糖尿病はその代表です。女性ホルモンの減少で起こる骨粗鬆症も、広い意味で内分泌系の病気と言えるかもしれません。

また、血中に甲状腺ホルモンが過剰に存在するバセドウ氏病（甲状腺機能亢進症）や、これとは反対にこのホルモンが不足して起こる甲状腺機能低下症もこの系が引き起す症状です」

ホルモン分泌には、男女の性を刺激、若返りホルモンにも関係しているので、このホルモン分泌を刺激することが若さを維持する秘訣というわけだ。

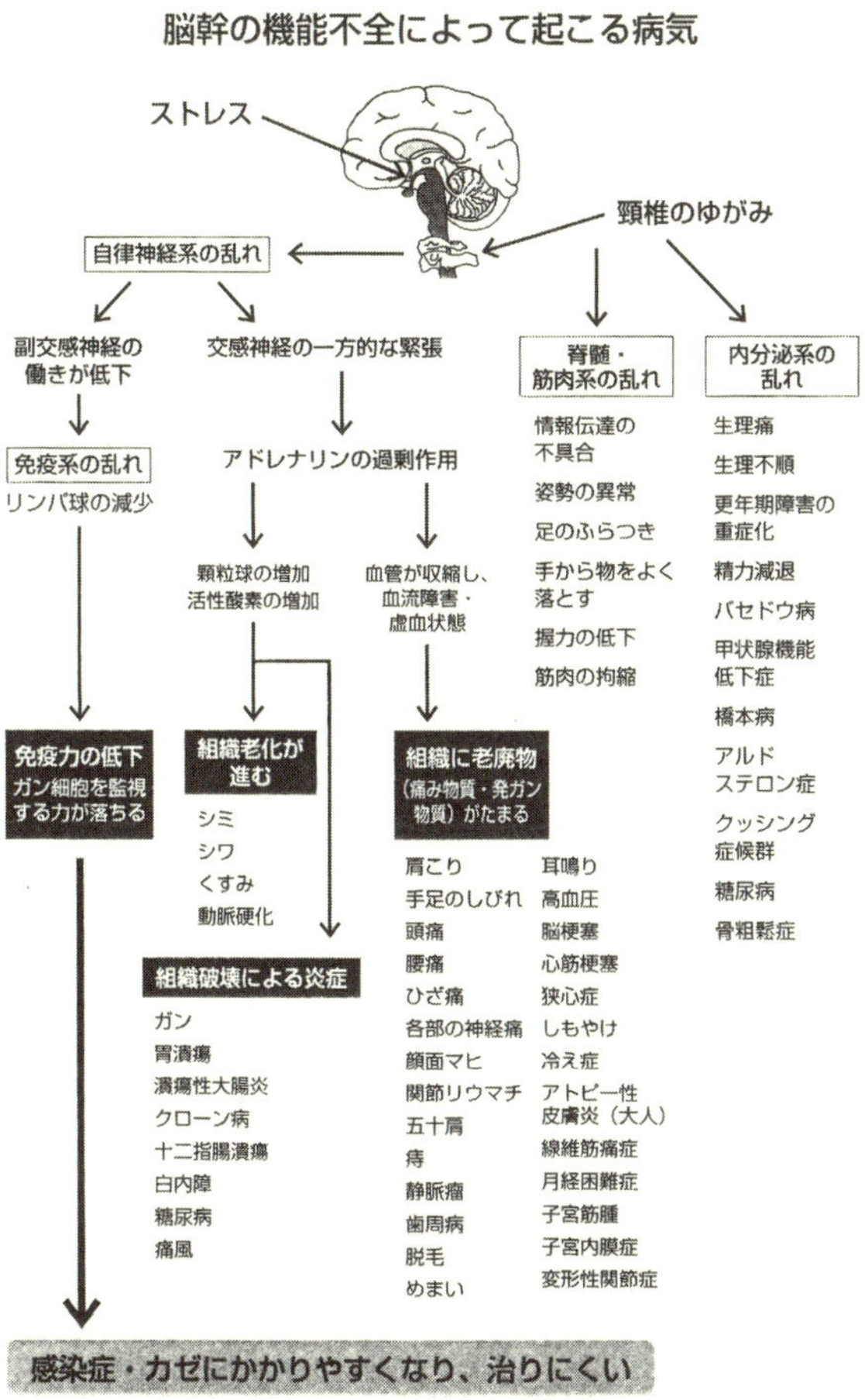
脳幹の機能不全によって起こる病気
ストレス
頸椎のゆがみ
自律神経系の乱れ
副交感神経の働きが低下
交感神経の一方的な緊張
脊髄・筋肉系の乱れ
内分泌系の乱れ
免疫系の乱れ
リンパ球の減少
アドレナリンの過剰作用
顆粒球の増加
活性酸素の増加
血管が収縮し、血流障害・虚血状態
情報伝達の不具合
姿勢の異常
足のふらつき
手から物をよく落とす
握力の低下
筋肉の拘縮
生理痛
生理不順
更年期障害の重症化
精力減退
バセドウ病
甲状腺機能低下症
橋本病
アルドステロン症
クッシング症候群
糖尿病
骨粗鬆症
免疫力の低下
ガン細胞を監視する力が落ちる
組織老化が進む
シミ
シワ
くすみ
動脈硬化
組織に老廃物（痛み物質・発ガン物質）がたまる
肩こり
手足のしびれ
頭痛
腰痛
ひざ痛
各部の神経痛
顔面マヒ
関節リウマチ
五十肩
痔
静脈瘤
歯周病
脱毛
めまい
耳鳴り
高血圧
脳梗塞
心筋梗塞
狭心症
しもやけ
冷え症
アトピー性皮膚炎（大人）
線維筋痛症
月経困難症
子宮筋腫
子宮内膜症
変形性関節症
組織破壊による炎症
ガン
胃潰瘍
潰瘍性大腸炎
クローン病
十二指腸潰瘍
白内障
糖尿病
痛風
感染症・カゼにかかりやすくなり、治りにくい

出典：『「首を温める」と万病が治る』（マキノ出版）

頚椎が歪むと脳幹の働きが低下する

ストレスが脊髄・筋肉系に影響を与えた結果起こるのが、姿勢の異常だという。

「これは脳→脊髄→末梢の神経伝達が滞ることが原因と思われますが、とくにこの障害は子どもに多く見られ、脊椎側湾症や猫背、腰がそり過ぎた〝でっ尻〟などが増えています。

また、同じ姿勢を維持できずすぐにしゃがみ込んだり、授業中に机に突っ伏したりというのも見られます。中高年でも姿勢の異常や足のふらつき、物を良く落とす、握力が低下するといった症状が増えてきています。

私のところに来られる肺ガンや乳ガンの患者さんの多くは猫背です。頚椎が歪むと、そのバランスをとるために胸椎が歪み猫背になり、脳幹からの神経伝達が悪くなり、免疫力やホルモン分泌も悪化するので病気が治りにくくなるのです」

姿勢が悪くなった結果、脳幹の機能が低下し、その他の何らかの要因も重なり、ガンを発症してしまうこととも考えられる。また、近年の研究では、筋肉からもホルモンが分泌されており、このホルモンが脂肪の分解や動脈硬化の予防、認知症の予防にもかかわっていることが明らかとなってきた。

「このホルモンは筋肉を使うことで分泌され、体の動きが悪くなって活動性が低下すると、筋肉が衰え、ホルモンの分泌も低下します。筋肉が衰えること自体が、体内の老化を促進させてしまうのです。脊髄・筋肉系の乱れは、ひざ痛や腰痛、顎関節症など、筋力低下、関節変形でおこる病気も発症させるのです」

なるほど確かに、姿勢が真っすぐな人に病気を抱えている人は少ないようだ。

2 自分でできる脳幹マッサージ法

ここで紹介する脳幹マッサージは、誰でも簡単に自宅で自己治癒力を調整する働きがある脳幹を正常化できるというのだから、この方法はぜひ実践したい。

この脳幹マッサージは、「温熱刺激」「頭皮ゆらし」などのケアで構成される。中でも「温熱刺激」は効果的だ。

首の後ろから両耳の下に広がるのが「脳幹ゾーン」だ。このゾーンを温めると、筋肉内の血管が拡張して血液の流れがよくなり、それまで筋肉に引っ張られてゆがんでいた頸椎が正常な位置に戻り、脳幹への締めつけを解消できるという。温めるという刺激は、脳をストレスから解消する働きもあり、大脳の興奮を鎮める作用があるというのだ。

ペットボトルで温熱刺激

①ペットボトルに肌に心地よい五〇～六〇℃前後のお湯を注ぎ、ふたをしっかり閉める。
②ペットボトルを後頭部の生え際の下にはめ込むように当てる。「1、2、3」と三秒かけてゆっ

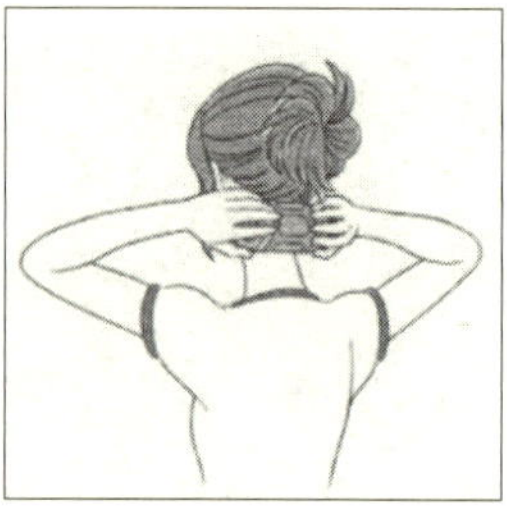
後頭部の下を温める

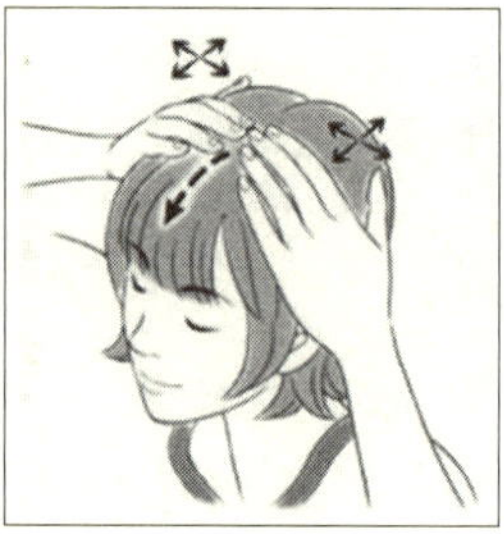
頭部をマッサージする

くり押し、そのままと三秒間キープする。その後、五秒かけて徐々に力を抜く。

③少しずつ場所を移動しながら、右耳の後ろまで同様にペットボトルを押し当てていく。右耳の後ろまでいったら、今度は中央から左耳の後ろまで同じように刺激し、これを三分ほどくり返す。ペットボトルに首を押しつけるように頭を傾けると、より効果的。三分以上続けてもかまわない。お湯が冷めたら温かいお湯を入れ直す。熱い湯でヤケドをしないように気をつけることが必要だ。

「頭皮ゆらし」で全身の血流を改善

次に、「頭皮ゆらし」というケア。これは手の指で、頭皮を上下左右にゆらすようにマッサージする方法だ。病気や体調不良を抱えている人は、例外なく頭部がうっ血している。頭に血が上り、下半身に血液が届いていない状態だ。頭皮ゆらしはこれを解消し、全身の血流を改善する最適のケアである。

①頭のてっぺんに両手の中指がくるように、五本の指をそろえて頭皮に当てる。指先から指のつけ根まで頭皮に固定したまま、頭皮をゆっくり前にずらすように動かす。そこでいったん手

を止め、ゆっくり元の位置に戻す。これを一ヵ所につき五回程度ずつ、前後左右の方向にも行う。

②額の生え際までマッサージを終えたら、頭のてっぺんから左右の耳、てっぺんから後頭部の生え際まで同様に頭皮を刺激していく。

沼田院長は次のように言う。

「時間がなければ温熱刺激だけでもかまいません。行う時間帯も自由です。ご自分の生活サイクルに合わせ、毎日続けやすい時間に行ってください。毎日続けることが大事です。温熱と適度な圧が加われば、上部頸椎を支える筋肉群が弛み、上部頸椎の歪みが矯正されます。脳幹の働きが活性化すれば、自己治癒力の向上が期待できます。

自律神経はストレスなどからバランスを乱しやすい傾向があり、免疫機能に大きな影響を及ぼし、ガンをはじめ、あらゆる病気の引き金になるのです。このマッサージだけでも、自律神経のバランスが整い、免疫力やホルモン分泌が正常化され、生理不順や疲労倦怠感、眼精疲労、更年期のつらい症状などが改善されるケースも多く見られます」

脳幹マッサージによって難病指定の症状が改善された

脳幹マッサージによって改善される症状は、肩こりやイライラの消失、便秘症の改善などの軽度なものだけでなく、原因不明の難病指定の症状まで改善されるケースもある。その効果は驚異的ともいえる改善症例が少なくない。

【突発性難聴：一回の脳幹マッサージで聴力が劇的に改善】（Aさん、五二歳、女性）

二〇〇四年一二月来院。〇三年末、突然右耳の聞こえが悪くなった。常に「キーン」という耳鳴りがし、他の音が聞き取りにくくなった。病院では厚労省が特定疾患に指定する難病である突発性難聴と診断。Aさんは耳鼻科と脳神経外科での薬物治療や整体を受けたが、症状は改善しなかった。

●治療：当院にセルフケアの指導を希望し、受診。初診時に脳幹マッサージの指導も兼ね施術したところ、これまで聞こえていた耳鳴りが半減し、耳の聞こえが顕著に改善。Aさんは本当にうれしそうで、顔が別人のように明るくなった。

●結果：この経験が強烈だったようで、自宅で脳幹マッサージをセルフケアで毎日一五分続行。当院には一カ月に一回訪れただけ。〇五年三月にはたびたび起こっていた片頭痛が消失し、同年五月には耳鳴りも片頭痛もほとんど気にならない程度まで回復した。

【高血圧、糖尿病、不整脈：降圧剤など薬をすべて止められた】（Kさん、五五歳、男性）

二〇〇四年六月来院。Kさんは九六年から降圧剤を服用。薬を常用しても血圧は高く、〇二年四月、起床時に足のしびれを感じて検査したところ、空腹時血糖が一七〇㎎／dlあり、糖尿病と診断。また不整脈もあり三種類の薬を服用していた。顔を下に向けると片頭痛もでることから市販の頭痛薬も飲んでいた。

カウンセリングの結果、Kさんは仕事中毒に近く明らかに働き過ぎ。その結果、大脳に過剰興奮が起こり、脳幹が疲弊し、その影響が血管や内臓に及び、高血圧と糖尿病を引き起こしていると判断。

●治療：仕事量を減らし、脳幹マッサージを自宅で行うことをアドバイス。Kさんは熱心に一カ月間、脳幹マッサージを続けた。

●結果：最大血圧が一三〇～一三八㎜Hg、最小血圧八〇～九〇㎜Hgに落ち着いた。下を向いても片頭痛が起こらなくなったことから頭痛薬を止めた。三カ月後には血糖値も下がり、薬を常用していた時の一五〇～一六〇㎎／dlの空腹時血糖値が一三〇㎎／dl前後で安定。さらに不整脈が消えたため、血圧と糖尿病、不整脈の薬を一切止めることができた。

Kさんは熱心にセルフケアに励んだ結果、高血圧と不整脈に関係する自律神経系とホルモン分泌に関係する内分泌系の働きが回復し、自己治癒力が高まって病気を克服したと思われる。

【潰瘍性大腸炎：粘液便、血便が解消した】（Mさん、三一歳、女性）

二〇〇三年一二月来院。Mさんは前月粘血便が一日何回も出るので内科を受診したところ、潰瘍性大腸炎と診断された。潰瘍性大腸炎も厚労省指定の難治性疾患で、下痢や血便、腹痛、倦怠感、貧血、体重減少などが起こる。下痢や腹痛を抑えるための消炎鎮痛剤やステロイドを勧められたが、薬物治療を拒否し、来院。

●治療：Mさんは消耗しており、痩せ細っていた。カウンセリングを行うと子育てに手を焼いている様子。このストレスこそが潰瘍性大腸炎を発症させる元凶と考え、副交感神経を優位にし、ストレスで興奮状態にある大脳を鎮め、心身をリラックスする必要があると判断。

Mさんの希望で頚椎を調整する脳幹療法と、鍼で指先を刺す刺絡療法を週に一度行い、平行して自宅で脳幹マッサージを毎日行うことをアドバイス。また、腸管を刺激する食物繊維の多い食品と刺激物を避けるようにした。

●結果：治療開始後、下痢の回数が増えたり減ったりを繰り返したが、三カ月たった〇四年三月、粘血便が止まった。その七月には、粘血便の回数が多くなり、好転反応と思われる手の皮膚を中心にアトピー性皮膚炎が発症した。この頃には脳幹療法、刺絡療法とも一カ月で一度のペース。その後、下痢もアトピーも落ち着き、初診から一年後、粘血便、血便とも解消し、体重も増えたので治療を終了できた。

【アトピー性皮膚炎、生理痛：湿疹と痒み、腹部の激痛が消失】（Tさん、二八歳、女性）

二〇〇四年三月、来院。Tさんは二〇歳の時、かゆみが伴う発疹ができ、皮膚科でアトピー性皮膚炎と診断され、ステロイド軟膏で症状は消失した。しかし、その八年後の〇三年一〇月ごろ、首や耳の後ろ、肩にかけて発疹が広がったため、髪を下ろしたり首が隠れる洋服を着たり、ステロイド軟膏を塗ってしのいでいた。しかし、夜になると寝ている間に皮膚をかきむしってしまう状態で、薬物治療に限界を感じ来院した。

●治療：Tさんは全国一二店舗を統括する販売マネージャーで激務をこなしていたので、仕事量を減らし、脳幹マッサージをするようアドバイスした。

●結果：その二週間後、発疹とかゆみは消失したことからステロイド軟膏も中止、Tさんは効果が想像以上だったので大変驚いた。また、一年ほど前から生理痛に悩んでいたが鎮痛剤が効かず、生理がくるたびに腹部の激痛に襲われ、毎月二〜三日は仕事を休むほどだった。

しかし、この脳幹マッサージで生理痛も消え、「脳幹マッサージをやればやるほど、体が温まり、足の冷えも消えました」とTさん。

脳幹を活性化し、免疫機能が正常化したためアトピー性皮膚炎が治癒に至った。また、自律神経のバランスも整ったことで全身の血流が改善し、冷えも解消。骨盤内の血流が改善すれば、生理痛も消える。

3　生体ミネラルは慢性病治療に欠かせない

微量ミネラル、超微量ミネラルが脳幹からの電気信号の伝播を促進する

脳幹療法や脳幹マッサージで脳幹を活性化できたとしても、生体ミネラルが不足していると、脳幹から発せられた電気信号が末端の細胞まで届かない。また、細胞内部の酵素の活性にも生

体ミネラルが必要なので、それが不足しているとガン細胞やウイルスをキャッチし、これを撃退するマクロファージやNK細胞などの免疫細胞が思うように活躍することはできなくなる。これを補うのが「生体ミネラル」だ。

この生体ミネラルとは、七〇〇〇万年かかってできた阿武隈山系から産出する特殊な岩石を食用硫酸で溶かし、濾過、希釈した微量ミネラル・超微量ミネラルが豊富に含まれるボトルドウォーターのことだ。開発者は伝説的な存在となったS博士。

「このウォーターだけを飲んでガンが治った」人は数知れない。中には、このボトルドウォーターのみで、ガン患者を治癒させるべく、指導している有名クリニックも存在する。

この生体ミネラル中には、電気信号を細胞内に届ける半導体の働きをもったミネラルや、触媒作用によって酵素活性を促進する微量ミネラル・超微量ミネラルがイオン化状態で溶け込んでいるのが大きな特徴だ。

沼田院長によれば、

「必須ミネラルや微量ミネラル・超微量ミネラルが、体内に吸収されやすいイオン化した状態で溶け込んでいるので、短時間で細胞内に取り込まれ、酵素活性やビタミンの働きを促し、新陳代謝が促進するのです。また、イオン化したミネラルにより体内の水分も活性化するため、今まで眠っていた遺伝子が働き出し、酵素の活性が高まるとともに、免疫力を高める信号が全身に運ばれると考えられており、ガン治療には欠かせないのです」

というのだ。

必須微量ミネラル不足が代謝障害を引き起こす元凶

事実、食品から摂取したタンパク質、糖質、脂肪などの栄養素が分解、吸収、消費されるには、三〇〇〇〜五〇〇〇種類ある酵素や補酵素が必要だ。その上、この酵素はミネラルがないと働くことが出来ないこと（金属酵素と呼ばれる）が近年の栄養学でわかってきた。

また、ミネラルはビタミンの働きを活性化し、ミネラルはビタミンがないと働けない関係にある。したがって、いくら三大栄養素を摂ったところで、ミネラルがないことには酵素が働けないので、その栄養素を十分に分解することはできないのだ。

なかでもカルシウム、マグネシウム、カリウム、ナトリウム、リンなどは生命維持に必須なミネラルとされていたが、近年では、体内に〇・〇一％しか含まれない、鉄、亜鉛、マンガン、銅、コバルト、クロム、モリブデン、バナジウム、ニッケル、ケイ素などの微量ミネラルも生命維持に必須なことがわかってきた。このことから必須微量ミネラルと呼ばれるようになったのだが、これらはホルモン、酵素、補酵素、ビタミンなどの合成に欠かしてはならない必須の微量ミネラルというわけだ。

「現在、中年男性の二人に一人と言われるメタボリック・シンドロームや、増加する一方の糖尿病などは、このミネラル不足によって、代謝が不活性化することで引き起こされている」

1950年（昭和25年）と2005年（平成17年）の比較

	栄養素	1950年	2005年	2005/1950
ニンジン	鉄分	2	0.2	10.0%
	ビタミンA	13500	2533	18.7%
	ビタミンC	10	4	40.0%
ほうれん草	鉄分	13	2	15.4%
	ビタミンA	8000	1166	14.5%
	ビタミンC	150	35	23.3%
トマト	鉄分	5	0.2	4.0%
	りん	52	26	50.0%
	ビタミンA	400	150	37.5%
みかん	カルシウム	29	17	58.6%
	鉄分	2	0.1	5.0%
	ビタミンA	2000	290	14.5%
	ビタミンC	40	35	87.5%
りんご	鉄分	2	0.0	0.0%
	ビタミンA	10	6.6	66.0%
	ビタミンC	5	4	80.0%

科学技術庁食品標準表より　食品100g中の成分（単位mg）

——多くの分子栄養学者の指摘するところだ。

農作物のミネラル濃度は五〇年前の一〇分の一！

ミネラル不足が代謝を不活性化しているという根拠は、文部科学省が発表している食品標準表の各栄養素を比較すると一目瞭然だ。

例えば、ニンジンのビタミンAは五〇年前では一万三五〇〇mgもあったのが、二〇〇五年度では二五三三mgしかなく、五〇年前の一八・七％しかない。また、鉄分も同様に二mgに対し、〇・二mgで一〇％の含有率だ。ホウレンソウの鉄分は一三mgに対し二mgの一五・四％、リンゴの鉄分は二㎎に対し〇㎎だ。そのため、五〇年前と同等のビタミンや鉄分などのミネラルを農作物から摂るには、今日では、六倍から一〇倍もの量を摂らないと補給できないことになる。

前述したように体内での代謝は、酵素が担っている。酵素はミネラルがないと働けないので、代謝障害が起きるのは必然というわけだ。現代農法で栽培される農作物は、五〇年前の農作物と姿・形が同じでも全く変質してしまっていることがわかる。

これが、ビタミン・ミネラル不足が叫ばれる根拠と言える。ミネラル不足を補えば代謝酵素が活性化し、メタボは改善することができるのだ。もちろん、ミネラルを補給することで体温が上昇し、免疫力も高まるのでガン治療には欠かせない。

4　生活習慣を正せばガン体質は改善する

海風診療所での治療は、「脳幹」と「ミネラル」に注目する。最も重要視しているのは、生活習慣の改善だ。ここでいう生活習慣とは、主に「精神状態（心）」「血流（運動）」「栄養（食事）」を指す。これらが間違っていると、ガン細胞が発生しやすいガン体質を生むというのだ。この三つをわかりやすくして一般の人に覚えてもらうための健康回復のキーワードは、「ニコニコ・テクテク・カムカム」だ。

「ニコニコ」：心の持ち方でガンの死亡率差は七七倍

この心の持ち方が最も明暗を分ける研究として、船瀬俊介氏の『病院に行かずに「治す」ガン療法』（花伝社）に紹介されている英国ロンドン大学の高名な心理学者、アイゼンク名誉教授の研究が知られている。この研究は約一三〇〇人の被験者を一五年間追跡調査した報告だ。

その結果、「自立性のない」「引きこもる」性格の群は、約四六％がガンで死亡した。一方の「自立性がある」「前向き」タイプは、〇・六％しかガンで死んでいなかったという。

その死亡率差は、なんと七七倍。自己をコントロールし、前向きに生きる人は病気になりにくいことを示したのだ。

これだけではない。これも有名な英国のグリアーの研究で、ガンに対して「前向き」「闘争的」に立ち向かった患者と、「絶望した」患者では、生存率に五倍もの差があったという。

これは、ガン患者の性格を「闘争心で対応」「病気を否定した」「冷静に受容した」「絶望に陥った」の四つに分類。一三年間追跡調査した。

その結果、最も長く生存したのは闘争タイプで七六％も延命。六年後からは誰一人死亡していない。一方、絶望タイプはわずか四年で約一五％に激減。つまり、八割以上がガンで命を落としてしまった。

この時、闘争タイプは九割近くが生存していたという。これはガンに対して、「前向き」な心が自己治癒力を高め、ガンに打ち克ったことの証明ではないだろうか。

また同様な研究は、日本のすばるクリニックの伊丹仁朗医師も行った。吉本興業の「なんば花月」劇場にガン患者一九人を連れて行き、三時間ゲラゲラ笑わせ、血液中のガン細胞を攻撃するＮＫ細胞の増減を調べたのだ。その結果、笑えばＮＫ細胞が最大六倍も高まることを掴んだ。

これらの研究は、笑ったり、楽しいことをしたり、前向きに生きることが病魔を退散させる秘訣であることを示した証拠ではないか。楽しいことのイメージは人に希望を与え、ありありと自分が治った状態をイメージできれば、脳内から快感ホルモンであるβ－エンドルフィンが分泌される。そして副交感神経が活性化し、自己治癒力は高まってゆくはずだ。

このイメージトレーニングを有効に活用しているのがスポーツ界だ。

大リーガーとなって、天才バッターとしてその名を不動のものにしたイチロー選手も、前回打てなかった投手の球筋を必ず頭でイメージトレーニングをし、打席に入るという。肉体的に練習するよりも格段に効果があることが、アスリートたちの間では常識だ。これをガン治療に応用しない手はない。

全国的にもガン患者を救っている名医たちは、

「〝自分の病気は自分で治す〟という意識を持ち、ガンになった原因に気付き、それを改め、明るく前向きに免疫力を高めるためのライフスタイルを確立した人の治癒は早い。逆にものごとを否定し、何でもネガティブに捉え、自分はもうダメだと諦めた場合では、治癒が遅い」

と、ほとんど一様に証言する。ガンなどの難病であろうとも〝自分で作った病気は自分で治す〟という意識を強く持つことが大切だ。

「テクテク」：運動や温熱刺激で血流改善を図る

交通手段の発達などにより、身体を動かすことが少なくなってしまった。このため、微小血液循環障害を来しやすい状況が起きてきた。

血液は全身の細胞に酸素や栄養を運び、不要となった老廃物を排出し、細胞の活性を維持する。循環障害を来すと、細胞が酸素不足や栄養不足に陥り、また、老廃物が蓄積し、細胞の活性が落ち、病気の発生につながってしまう。また、全身の監視役である免疫細胞も、隅々に渡る監視ができなくなるデメリットも生じる。

適度な運動は脳にも刺激を与え、脳経由で免疫系の活性を上げることもできる。

「全身の血液循環を担うのは心臓なのですが、水の四～五倍もの粘性のある血液が、わずか握りこぶし大の心臓のそのまた四分の一の左心室の収縮力によって全身に張り巡らされ、一〇万㎞（地球二周半）近くもある毛細血管を二二秒間で循環させるのは、水力学的に考えると無理が生じるのです。つまり、血液循環の原動力としては心臓のポンプ作用にプラスして、筋肉のポンプ作用が加わることが重要になるのです。

そして、この毛細血管のうち約七〇％が両手、両足に分布しているので、これらを動かすことが全身の血液循環をよくするには大切というわけです。そのため、ウォーキングをはじめとした適度な運動を日常生活に取り入れるようにしたり、運動が不可能な場合は、第二の心臓と呼ばれているふくらはぎのマッサージも効果的なのです」（沼田院長）

さらに海風診療所では、全身の血流改善を強力に進めるために、加圧トレーニングも導入している。加圧トレーニングとは、現在、東京大学医学部付属病院「二二世紀医療センター」プロジェクトでも実践される画期的なトレーニング方法だ。腕や脚の付け根の部分を特別な加圧ベルトで締め付け、腕や脚の血流量を適度に制限した状態で行うトレーニングのことで、このトレーニングをすることで、①筋力アップ②血行改善・血管の若返り③アンチエイジングが図れるという。

運動が十分にできないという場合には、半身浴や足浴、湯たんぽやカイロなどで下腹や太ももを温めることでも効果的だ。

「カムカム」：基本は陰陽五色バランス食事法などで体質を改善

毎日の食事療法も生活習慣病を予防するのは重要な要素だ。同診療所では、陰陽五色バランス食事法を採用している。これは「食材五色バランス健康法」（杉本恵子管理栄養士）に中医学の陰陽の考え方をプラスした方法だ。

沼田院長によれば、「食材五色バランス健康法では、食卓に五つの色（赤・白・黄・緑・黒）の食材を並べるだけで、難しいカロリー計算もなく、簡単に、誰でも楽しく知らず知らずのうちに一日三〇品目を食べられます」という。

五色とは、自分で判断できた赤・白・黄・緑・黒の食材だ。

〈赤〉小豆、サクランボ、イチゴ、トマト、ニンジン、スイカ、エビ、サケ、アジ、牛肉、豚肉、鶏肉、マグロなど

〈白〉白米、パン、うどん、ダイコン、レンコン、セロリ、モヤシ、ジャガイモ、エノキ、イカ、タコ、牛乳など

〈黄〉玄米、カボチャ、トウモロコシ、大豆、タケノコ、サツマイモ、オレンジ、チーズ、卵など

〈緑〉小松菜、ブロッコリー、ニラ、パセリ、キャベツ、ネギ、インゲン、グリーンピース、ピーマン、レタスなど

〈黒〉そば、しめじ、椎茸、わかめ、昆布、のり、黒ゴマ、コンニャクなど

合成着色料の入ったジュースやお菓子、さらに調味料は五色の中には含めない。ただし、一〇〇%の野菜ジュースや一〇〇%の果物ジュースは五色に入れて構わない。

毎食に上記五色が揃うように食材を選ぶことで、自然に栄養のバランスをとることができ、健康維持には非常に有用だという。

しかし、ガンの場合、すでに体質が偏っているため、前出の食材五色バランス健康法の考え方に、中医学の陰陽の考え方をプラスする必要があるという。つまり、極端に陰性の強い熱帯

性の果物（パイナップル、パパイヤ、マンゴー、オレンジ、グレープフルーツ）や黒焼きの食べ物、また極端に陽性の強い肉（牛肉など）、ハム、ベーコン、ソーセージや遠海魚（マグロ、鯨など）などは、ガン患者は避けるべきだという。

ここで活躍するのが薬膳師の存在だ。前述のように適切な食事に配慮することで、ガン体質は改善することができるが、体質を強力かつ早急に改善するには中医薬（薬草などの生薬を使った薬）の処方も必要だ。海風診療所には脈診や舌診など中医学的な診療に精通した中医師が常駐する。まさにチーム医療と言える。

「三日間ファスティング・ダイエット」は脳幹を活性化する

このほか、ガンや難病治療対策として、沼田院長は断食も勧める。断食には苦しいイメージが付きまとうが、近年では「ファスティング」と呼ばれ、野菜・果物ジュースやミネラル類を補給しながら行うのが主流だ。

「断食は過食や肥満、宿便の問題だけでなく、〝飢餓〟という刺激が、生きるために必要な働きを担う脳幹を活性化します。飢餓状態は生命の危機ですので、何とかしようと自己治癒力が働きだすのです。一日程度の〝プチ断食〟でしたら、準備食や復食に神経を使わずにすむので、健康な方も定期的に行うのが良いでしょう。

私が勧める『ファスティング・ダイエット』は、体を維持するのに最低限必要なアミノ酸、ビタミン、ミネラル、水分を補いながら断食を行いますので、体脂肪は減りますが、筋肉や臓器や骨がダメージをうけることはないのです。『ファスティング・ダイエット』は、三日間のファスティング期とその後の復食期から成り立ち、ファスティング中は固形物はとらず水、ミネラル溶液、植物発酵エキスだけをとればいいのです。復食期は玄米粥や流動食、野菜中心のメニューで戻していきます」

5　免疫システムを使えばガンは治せる

第一次防衛部隊として自然免疫系が働く

ガンを克服するために、免疫システムがどのように働き、ガンやウイルスをどのように攻撃するのか。ここでそのシステムを理解しよう。

免疫とは疾病から免れるための自己防衛機能のこと。ガンやウイルスなどの侵入者と闘ってくれる免疫細胞は白血球だ。この白血球には全体の六〇％を占める顆粒球、三五％ほどのリンパ球、そして残りが貪食細胞といわれる五％ほどのマクロファージで構成される。

顆粒球は交感神経の支配下にあり、真菌や大腸菌などの大きな異物を食べてくれる。リンパ球は副交感神経の支配下で、単独でガンを選択的に攻撃するナチュラルキラー（ＮＫ）細胞や、免疫軍団を統率する司令長官的な働きをするＴ細胞、Ｔ細胞の指令を受け異物を攻撃する免疫

ガンと闘う白血球の種類

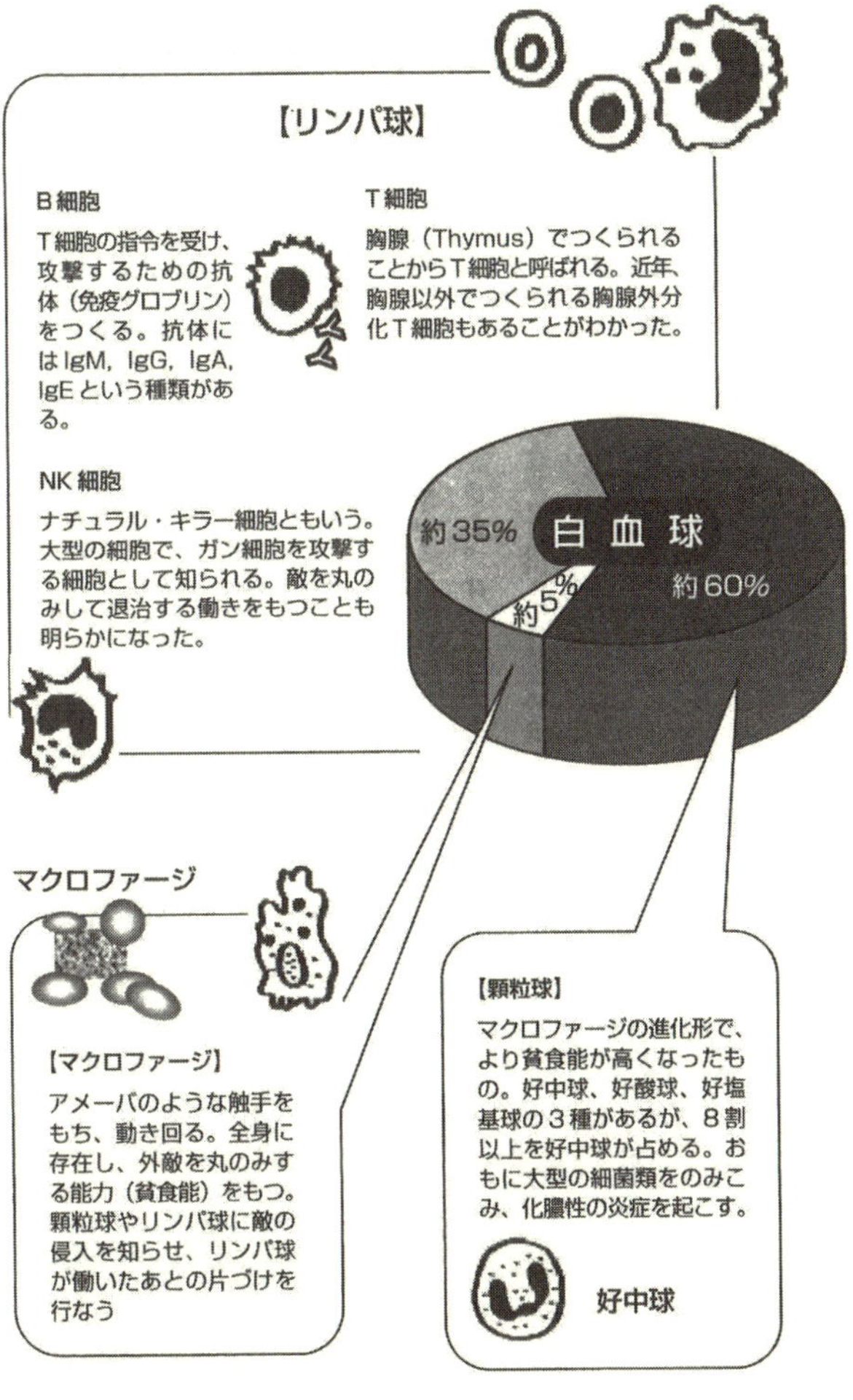
【リンパ球】
B細胞
T細胞の指令を受け、攻撃するための抗体（免疫グロブリン）をつくる。抗体にはIgM，IgG，IgA，IgEという種類がある。
T細胞
胸腺（Thymus）でつくられることからT細胞と呼ばれる。近年、胸腺以外でつくられる胸腺外分化T細胞もあることがわかった。
NK細胞
ナチュラル・キラー細胞ともいう。大型の細胞で、ガン細胞を攻撃する細胞として知られる。敵を丸のみして退治する働きをもつことも明らかになった。
約35%
白血球
約5%
約60%
マクロファージ
【マクロファージ】
アメーバのような触手をもち、動き回る。全身に存在し、外敵を丸のみする能力（貧食能）をもつ。顆粒球やリンパ球に敵の侵入を知らせ、リンパ球が働いたあとの片づけを行なう
【顆粒球】
マクロファージの進化形で、より貧食能が高くなったもの。好中球、好酸球、好塩基球の3種があるが、8割以上を好中球が占める。おもに大型の細菌類をのみこみ、化膿性の炎症を起こす。
好中球

出典：『体温免疫力』（ナツメ社）

グロブリンという抗体をつくるB細胞などが知られる。これらがガン細胞を攻撃してくれる免疫部隊と言える。

最初に体内で細菌やウイルスが侵入したり、ガン細胞が発生した場合に出動するのが、「自然免疫系」だ。これにはNK細胞とマクロファージが出動する。NK細胞は単独でガン細胞のみを選択的に捉え、酵素を発射し、ガン細胞を破壊する。ガン細胞にとっては恐ろしい敵だ。マクロファージは貪食細胞の異名のとおり、病原菌やウイルス、ガン細胞など体内に侵入してきた異物など何でも食べて処理してくれる。私たちがウイルスに感染したり、ガン細胞に犯されないのは、この自然免疫系が絶えず体内をパトロールし、異物の侵入を監視してくれているからだ。言ってみれば第一次防衛部隊とも言える。

しかし、何らかの原因でこの免疫系の力が弱まり、ガン細胞の増殖の力が上回った場合、次に出動するのが獲得免疫系だ。

第二次防衛部隊として獲得免疫系が働く

この獲得免疫系を統率するのが司令長官的な働きをもつヘルパーT細胞だ。ヘルパーT細胞は、マクロファージの貪食能力を高めるためにインターフェロン（IFN-γ）を放出、マクロファージを活性するとともにB細胞に武器を持って戦うように命令を出す。

こちらは第二次防衛部隊と呼べる。この免疫軍団はマクロファージなどから敵の情報を収集、これを撃退する武器を用意し、攻撃に移る賢い働きをする。

この仲間にキラーT細胞やヘルパーT細胞、B細胞などが上げられる。

キラーT細胞は殺し屋の異名のとおり、ガン細胞に穴をあける毒素を分泌し、その穴の中にガン細胞を破壊する酵素を出す。B細胞は高度な免疫反応を有し、敵に対して様々な武器とも言える抗体を発射する。また一度侵入者を認識すると、それを記憶する能力を持っている特質がある。一度はしかにかかれば感染しないのは、このB細胞の働きによるものと考えられている。第一次防衛部隊をパトロール隊とするなら、この第二次防衛部隊は、特殊任務を帯びたSWAT（特殊部隊）のような役目をする。いずれにせよ、この防衛部隊がガンやウイルス、細菌の攻撃に備えているので私たちは安泰というわけだ。

ガン細胞は健康な人の体内でも、一日五〇〇〇～六〇〇〇個発生していると言われる。ガン細胞ができても健康でいられるのは、この免疫防衛部隊の力がガン細胞の発生を上回り、発ガンを阻止しているからだ。

医療現場では、まれに何も施術していないのにガン細胞が自然退縮という形で病巣が消え、医者自身が驚くことがあるという。これは食養生やライフスタイル、意識の変換によってここで述べた免疫システムが作動した結果と考えられる。

しかし、いくらこの免疫軍団といえども、ガンが増殖しやすい食生活やストレス過多の生活が続き、日常化されたのでは徐々にガン細胞に太刀打ちできなくなる。自然免疫系も獲得免疫系も自律神経の支配下にあるので、このバランスを崩さないライフスタイルの維持が、発ガンしないための養生なのだ。

そこでいつしかこの力関係が逆転し、それが継続、続行された場合、ガン細胞は組織化し、一〇年から二〇年くらいの歳月をかけ、一㎜から一㎝の肉眼でも確認できる大きさまで増殖する。これが健康診断で発見されるというわけだ。

遺伝子の複製ミスで発ガンする

このガン細胞が成長するまでの段階は、こうだ。

生物の細胞は、遺伝情報をもつＤＮＡによって増殖が可能なのだが、何らかの原因によってこの複製ミスが起きたのが発ガンと考えられている。近年ではウイルス関与説も出てきたが、ここでは遺伝子の複製ミスと考えよう。

この遺伝子の複製ミスが「イニシエーション」だ。その要因として活性酸素、フリーラジカル、紫外線、放射線、化学物質などがあげられる。中でも活性酸素は、紫外線や放射線などが細胞に照射されることによって細胞内に発生する。この活性酸素はジキルとハイドのような二面性があり、まさに諸刃の剣である。

細胞内の酵素で分解しきれない余分な活性酸素が関与する病気は、ガン、糖尿病、高血圧、高脂血症のほか、脳卒中、心不全、動脈硬化、肝臓・腎臓病、白内障、ぜんそく、痴呆症、関節炎、シミ、シワなどにも及ぶと言われる。これを予防、防御しているのが体内のスーパーオキサイドディスムターゼ（ＳＯＤ）などの酵素なのだが、残念ながらこの酵素は四〇歳を過ぎると、急速に減少する。四〇歳を過ぎると老いが目立ってくるのはこの所為なのだ。逆に若々しい人は、この酵素の生成が旺盛な証拠と言える。

西洋医学では、活性酸素は現代人の病気の原因の九割にも関与しているとされる。この活性酸素といかに共存するかが医療のテクニックとされ、健康食品は概ねこの活性酸素を消去、除去することが最大の開発コンセプトだ。

プロモーション期で阻止できれば、完治が望める

イニシエーターが起こった時に免疫細胞がガン細胞を発見し、消滅させてしまえば、問題は起こらない。しかし、長時間労働や精神的なストレスが持続するなど、何らかの理由で免疫細胞が正常に機能しなくなった時、たちまちガン細胞は増殖し、ガン組織にまで成長する。

イニシエーターの作用を促進させて免疫細胞の機能を損なう要因を「プロモーター」と呼び、ウイルス、脂肪、砂糖、塩分、喫煙などがそれにあたる。このプロモーターの存在でガン細胞は成長を早め、およそ一〇年から二〇年かけて増殖。この過程が「プロモーション」と呼ばれる。

このプロモーションの過程でガンを発見し、生活習慣や食養生などを根本的に改善し、免疫力を徹底的に高める治療をすれば、完治が望める。

しかし、ガンはある時期を境に爆発的に成長する。この時期が「プログレッション」だ。この段階では目に見えて体重が減り、一気に体が衰弱していくこともある。この状態では宿主の体力が低下してしまい、いくら食事療法で体質改善を図っても栄養を摂取することができないので、改善は困難な状態と言われる。

ガン組織はプロモーションの最後の段階で直径二～三cmくらいだ。この段階では、ガン細胞と免疫細胞の戦いは形勢が逆転している。血中のガンと闘ってくれるリンパ球は著しく減少、ガンに対抗するうえで限りなく不利な状態になってしまう。

プログレッション期前で進行を抑えれば延命は可能

この後、免疫の低下とガン細胞の増殖力の増大によって再び増殖速度が速まり、一年半～八年ほどで直径約一〇cm、重さ一kgになってしまうと言われる。一個のガン細胞ができてから一五～二〇年かかる計算だ。しかし、最悪、宿主の体力が著しく低下し始めるプログレッション期に入らないように進行を防げば、ガン死は免れ、延命は可能ということなのだ。

「ガン細胞が免疫力を上回っている危機状況の中にあっても、免疫を低下させる要因を遮断し、ガン細胞を見逃さないより強固な免疫力を活性し、ガン細胞をアポトーシス（自殺）に導く多角的な戦略を構築できれば、現代医学で治療困難とされる進行・転移性のガンからも身を守ることが可能なのです」（沼田院長）という。

この免疫力と生命力をいかに活性化するかが、名医たちの腕の見せどころだ。

免疫細胞療法で免疫力を強力にサポート

ガン細胞が免疫力を上回った場合、免疫細胞の働きを人為的に大幅に強めるには、第四の治療法として期待される「免疫細胞療法」も効果的だ。

簡単に言えば、免疫細胞を患者自身の血液から採取し、専門の培養施設で大量に免疫細胞を増やしたり、機能を強化した上で体内に戻し、ガン細胞を攻撃する方法だ。同診療所ではガンワクチン療法のように、ガン細胞を特異的に攻撃する免疫細胞（細胞傷害性Tリンパ球：CTL）を体内で誘導する方法も研究中だ。

また、免疫細胞療法との併用により相乗効果が期待できる低用量抗ガン剤治療についても、周南病院と連携して実施する。免疫細胞療法では、Tリンパ球を活性化する療法が有望だという。従来の原則では、「免疫療法は化学療法と同時併行することはできない」とされていた。

一般の抗ガン剤はほとんどがDNA合成阻害剤か細胞分裂阻害剤で、ガン細胞よりもTリンパ球の分裂をより強力に阻害してしまうからだ。しかし、末梢血リンパ球数に影響を与えず、およそ一〇〇〇個／μℓ以上に維持しつつ行う低用量抗ガン剤治療（休眠療法）ならば、免疫細胞療法との相乗効果が期待できるというのだ。

6　自分の健康は自分で守る

〝自分の体は自分で治す〟意識づけが大切

前述したように海風診療所では、東洋医学と西洋医学とのいいとこどりをした治療を行う。そして、ガン患者が孤立しないよう、複数のスタッフが強力にサポートする態勢をつくった。しかし、それらの治療効果を最大限に出させるには、〝自分でつくった病気は自分で治す〟という意識づけと決意が最も大切だという。

同じ療法を施しても、「自分でガンを治せるのだ。この療法で治る！」という確信を抱いた場合と、不安がいっぱいで治療に臨むのとでは、治療効果に雲泥の差が現れるという。

「〝自分の体は自分で治す〟という意識づけが最も重要ですので、患者さんには自分の生活習慣が病気をつくったことを理解してもらうために、心身のメカニズムや発ガンする仕組み、免疫システムなどを理解してもらいます。その上で、脳と慢性病の関係を説明、どのような生活習慣（心、運動、食事）をすればよいのかを理解してもらうと、患者さんに、〝自分でつくった病気だから自分で治す〟という決意が生まれます。誤ったガンに対する知識や考え方をもっていたのでは、治るものも治りません。

また、患者さんが闘病する場合、孤立感を抱き、これがストレスとなり、ガンが悪化する要因ともなりますので、患者さん同士が情報交換しながら、励ましあう場を設けています。この場合、私たちが話すよりも効果的な場合が多くありますので、こうしたグループワークも大変効果的です」と沼田院長は語る。

このグループワークではストレスを解消し、生きがいを見つけ、笑い合うことで自己治癒力を高めることも目的の一つだ。

目標を達成したり笑ったりすると、脳内のA10神経が活性化され、脳内モルヒネと呼ばれるβ-エンドルフィンが分泌される。このβ-エンドルフィンは、ガン細胞を選択的に攻撃するNK細胞を活性化することは医学的に証明されているので、自分がワクワクし、笑える環境をつくることが重要な戦略となる。例えば、漫才や落語を聴いたり、喜劇のビデオをみたりするのも有効だ。笑うことで脳内の遺伝子がスイッチ・オンし、ガン細胞と戦う免疫力をより強固にしてくれるという。

病状は自己治癒力の働いた現象

沼田院長の病気へのアプローチは、あくまで人間には自己治癒力が備わっているという視点だ。一見、身体が壊れて起きた思える病状は、自己治癒力が働いた結果起きた現象と捉えるとわかりやすい。

「たとえば、風邪をひいたときの発熱は、身体の中に入った細菌やウイルスが生存しにくい環境を作ろうとしている生理作用です。咳や鼻水、下痢といった症状も実は身体に不要なもの、あってはいけないものを身体の外に出そうとしている自己治癒力の現れなのです。したがって、解熱剤や鎮咳剤、止痢剤などを容易に使うことは、治癒を遅らせることにもなるのです。

また、高血圧にいたっても、ドロドロになった血液を身体の隅々にまで届けるため、動脈硬化で細くなった血管に血液を通すために自己治癒力が働いて起こっている現象なのです。原因に対する治療を施すことなしに、降圧剤などの薬剤を長期に渡って服用させるのは間違っていると思うのです。

ガン細胞もできそこないのエイリアンのような細胞だと思われていますが、実は、自己治癒力が発揮され、劣悪な環境でも生きられるように変化した細胞と考えられるのです」

現代人の多くは精神的なストレス、運動不足による血行不全、間違った食習慣や喫煙、大気や水の汚染など環境の悪化にさらされている。生体内の正常細胞が普通に生きていくには非常に厳しい状況だ。

ガンは正常細胞の先祖がえり⁉

「そこで、正常細胞は自分たちの生存が脅かされていることを感知し、自分たちを増殖速度が速くアポトーシスしないガン細胞に変化させ、非常時を乗り越えようしている現象でもあるのです。こうすることで自分たちの遺伝子を末代にまで残そうとしているのではないでしょうか。しかし、最終的には個体の死とともにガン細胞も死んでしまうのですが、ガン細胞は自己の生存に固執するがあまり、周囲の状況（個体のこと）がわからなくなっていると考えられないでしょうか。つまり、正常細胞は多細胞生物としての統制を大切にし働いているのですが、正常細胞が生存の危機に瀕してできたガン細胞は、おのれの生存のことを中心に考えるあまり、単細胞生物に近い性質を持ってしまっている。

要するに発ガンは先祖返りした現象と考えられないでしょうか。ガン細胞を体内にできた単細胞生物と考えると、転移についても納得がいくのです」

ガンに対する現代医療が行う「手術療法」「化学療法（抗ガン剤投与）」「放射線療法」の三大療法のうち、特に抗ガン剤投与と放射線療法は、正常細胞が進化してできたガン細胞を更に生存の危機に追い込むことになるという。場合によっては更に変化した強力なガン細胞を生むことにもつながるのではないか。

「これは細菌に対して抗生剤を使いすぎ、抗生剤の効かない細菌をつくって起こる院内感染に大変似ています。ガン細胞は自分の間違った生活習慣が生んだ細胞で、自分の遺伝子を残すために必要以上に頑張っている自分の細胞なのです。

頑張りすぎている自分の細胞に感謝をしつつ、〝そんなに頑張らなくても、遺伝子は残せるよ！〟ということを知らしめるために体を温め、精神的ストレスがかからないようのんびりと過ごし、適度ないい運動をしながら、身体にいい自然のものを食べる、このようなライフスタイルへの転換が根本治療に結びつくのではないでしょうか」

三大療法は、Ⅰ期Ⅱ期には効果的であっても再発の問題がつきまとう。生活習慣を変えることなしにガンを克服するのは難しいとの声が現場には多い。沼田院長の試みは、日常生活を変えることで根本治療を行い、また、ガンと共存する休眠療法の提案でもある。

◎連絡先◎
海風診療所
山口県周南市梅園町一丁目―三八　電話　〇八三四―三三―〇八八九

第5章　二〇年もの闘病生活を送った主婦が考案した代替療法の極意

——手技と食事療法、アロマで難病改善

高浜療術院院長　**高浜はま子**

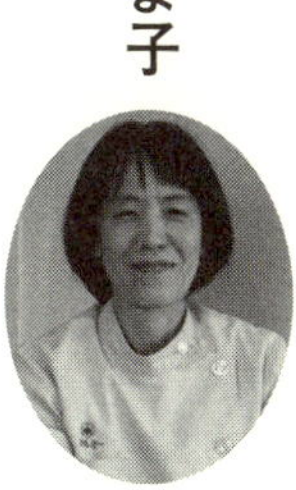

一九七八年、東邦大学看護専門学校卒業の後、熊本赤十字病院看護師として勤務。八三年～八五年まで八代医師会准看護学校教員。八五年～八七年まで八代病院を経て、各種代替医療の資格を取得（基礎医学士、気功師、カイロプラクター、イトウテルミー療術師、アロマセラピストなど）。二七歳から一三年間、事故の後遺症で寝たきりの生活。その後、各種代替療法を駆使し、二〇年かけて健康を取り戻す。数回の施術で厚労省指定難病も改善。

高浜はま子院長が健康を取り戻したのは一〇年ほど前のこと。交通事故の後遺症で頚椎や骨盤などがずれ、ずっと歩けなかったのだ。どこの医療機関でも治せなかったので、「自分で治すしかない」と決心。カイロプラクティックから始まり、操体法、温熱療法、そして栄養療法で体質改善をはかった。病を乗り超えたら、いつしか誰も治せない難病を治せていた。重い難病でも自宅で養生できる。このことを知って欲しい。

1　自分で治すしか道はない

玉突き交通事故で寝たきり生活一〇年

高浜療術院（熊本市）を開業する高浜はま子院長（五六歳）は、二〇年もの間、現代医療から見放されたまま闘病生活を送った。

「三〇年ほど前、赤十字病院に勤務していた時、玉突きで何台も追突する交通事故に巻き込まれてしまいました。頚椎と骨盤がずれ、仙骨も陥没し、全身の痛みが酷く一週間たっても首が曲がらず前屈もできない状態になってしまったのです。しかし、レントゲン検査の結果、整形外科では〝異常なし〟との診断で補償もおりなかったのです」

結局、腰と仙骨のあたりの激痛が酷く医療機関で電気治療や鍼灸を受け、九カ月間療養しても回復しなかった。痛み止めの薬では胃がやられ、下肢は痺れ、全身の痛みは相変わらずだった。病院を休職しようと診断書を依頼しても、「精神科に行った方がいいのではないか」との陰口まで言われた。

その後、看護学校で二年間教員をつとめたが、重い荷物を持てず足は痺れ、全身が痛み、歩くのも辛かったのでやむなく退職した。やがて結婚。体は動かなかったが子供を授かったので出産した。三人生んだが皆帝王切開だった。この出産で恥骨離開という症状や股関節の亜脱臼などを引き起こし、骨盤がグラグラし、関節や心臓が痛んだ。歩けない状態が続き、子どもも抱けない。幸せな結婚生活とは程遠かった。

「それ以来、接骨、整体、鍼灸、整形外科など名医との噂があればどこへでも主人に連れて行ってもらいました。わかった病名は骨盤不安定症候群。しかし、十数年かけて十数カ所以上の治療家や医師の治療を受けたのですが、全身が痛み、折れるような脊柱の痛み、強度の腰痛、関節も痛み、歩くのが困難で寝たきりの状態が続いたのです」

その間、高浜院長のご主人が七年もの間、朝食と昼食準備してから会社にでかけ、帰宅後は子供の入浴の世話や家事などをしてくれた。

「歩けない、立てない状態は五年間くらい続き、骨盤ベルトを三年間装着しても骨盤は改善せず、慢性化した痛みのため記憶力や集中力が萎え、三桁の計算もできなくなってしまいました」

「神様、どうか私を立たせて下さい」

いつも毎日朝三時半ごろ起きてすることとは、「神様、どうか私を助けて下さい。私を立たせて下さい」と必死に祈ることだった。洗面所に行って顔を洗うにも首が回らないので困難を極めた。体が動かない日は床を這って移動するしかなかった。具合が悪く風呂に入れない日々が続き、体や髪が臭っていることもあった。

まったく思い通りにならない体は誰も治せない。もはや自分で治すしかないと決心した。

そこで、三六歳になって福岡にあるカイロプラクティック学院にかよった。むろん歩けないので、近所に住む妹に福岡まで送迎してもらった。教室では、横になって授業を聴いた。聴講は月に一度で済んだが、三年間学ばなければならなかった。

「自分を実験台に骨格調整し、栄養補助食品を摂ることで出産一〇年後にようやく散歩できるまで回復しました。しかし、頚椎は前後左右に曲がらず、背中の筋肉の痛みによる不眠症も二〇年間続き、後頭部が腐っているのではないかと思ったこともあるほどでした。試した補助食品はプロポリスやプルーン、アロエベラ、キトサンなど、二〇年間で軽く一〇〇〇万円以上は使ったと思います。

完全に健康を取り戻したのは、五、六年ほど前に知った〝アクアテラオス水〟という機能水を飲んで、玄米菜食、野菜・果物ジュースを摂るようになってからです。この〝アクアテラオス水〟を一日二ℓ飲むようになったら、三日後、トイレに流れないほど大量の便がでて、腸の働きが相当改善したようで、それ以来、便秘もしなくなったのです」

脊椎調整の施術はほとんど改善できるようになった

こうした養生をマスターし、骨格調整や筋肉調整などを学び、五十肩や椎間板ヘルニアなども施術できるようになった。そこで一二年ほど前に療術院を開設したのだ。

「自分自身の勉強と研鑽の意味もあるので、六年間、近所の方たちを無料で施術しているうちに頚椎、骨盤、仙骨変位など骨格調整は殆ど改善できるようになったのです。この間、三五〇人前後を施術できました。

毎日、朝行う瞑想中に〝神様、どうか、私に気を下さい、最高のエネルギーを使えるようにして下さい〟と祈っているうち、患者を癒す力がついていることがわかってきたのです。人を癒しているうちにこのパワーが徐々に高まってきたので、施術の中に外気功も取り入れました。療術院には交通事故障害やパニック症候群、ガン、アトピー、うつ、坐骨神経痛、膠原病、リウマチ、妊婦さんなどいろんな症状の患者さんがくるのですが、私は可能な限りみんな救ってあげたいのです」

高浜院長が目指したのは心と体、精神、霊性面から癒すホリスティック療法だった。自分自身一〇年以上寝たきりの生活を送って原因不明の全身の痛みに苦しんだ。自分のように苦しんでいる人をどうしても放っておけないのだ。

院長はある時、あまりの痛みに「もう耐えられません。神様、わたしから痛みを取り除いて下さい。どうして、こんな試練をあたえるのですか?」と尋ねたことがあった。するとと不思議なことに「あなたには、他の人には耐えられない痛みを与えた。それを乗り越えれば、すべての痛みがわかるようそうした」という声が聴こえたという。

脊柱側湾症や膠原病、リウマチ、末期ガンなどの難病のほか、坐骨神経痛、椎間板ヘルニア、糖尿病、C型肝炎、高血圧など、整形外科から内科の症状にいたるまで、短期間での改善が可

コミで広がった。今では国立病院の医師なども学びにくるようになった。
「最近では朝九時から夜七時までずっと働いても心臓に疲れが出なくなり、体が強くなってきたようで、患者さんが私の施術を受けることで不思議なことにみんな気功治療ができるようになっているのです」

徐々に統合医療の完成をみた

三六歳からカイロプラクティックを学び始めた高浜院長は、筋肉調整法、外気功、温熱刺激薬草療法、アロマセラピー、アロマタッチ療法などを習得していった。これに体質改善のためにアクアテラオス水の飲用、玄米菜食、野菜・果物ジュース、そして、各種サプリメントも加えた。

骨格・筋肉矯正手技に加え、自己流でマスターした外気功は、恥骨や仙骨、骨盤変位、脊椎の歪みなどが数分で調整され、痛みがその場で回復するという驚異的な働きが得られるようになった。むろん、骨格・筋肉調整はカイロプラクティックのようにポキポキ鳴らすようなものではなく、無痛でソフトな調整法だ。

「この外気功は、アクアテラオス水を飲んでいる内に徐々にエネルギーが高まってきて、当初、磁気共鳴装置で調べた私のエネルギー数値は5だったのが、17、18、19と上昇、そして最高数値20に達したのです。この20という数値は宇宙の高次元エネルギーと同等ということなので、患者さんにお願いして圧痛点にエネルギーを入れてみたら、痛みが取れたというのです。

次に手を患部から離してエネルギーを入れたところ、痛みが消えることがわかりました。そこで、何度も練習を繰り返しているうちに安定して痛みを緩和でき、仙骨や骨盤、恥骨の異常、逆子なども瞬間的にその場で矯正できるようになったのです。

今ではカイロプラクティックは使わずに、外気功やタッチヒーリングで、肩甲骨や胸椎の歪み、後頭骨や顔面の歪みまで数分で元の位置に矯正できるようになりました。

筋肉の硬直や線維化がみられた時は、アロマセラピーや温熱療法を併用することで改善が可能です。早い人は一、二回の施術でも改善しますが、重篤な人は三、四回以上、多くても一〇回以内で改善に導けます」（高浜院長）

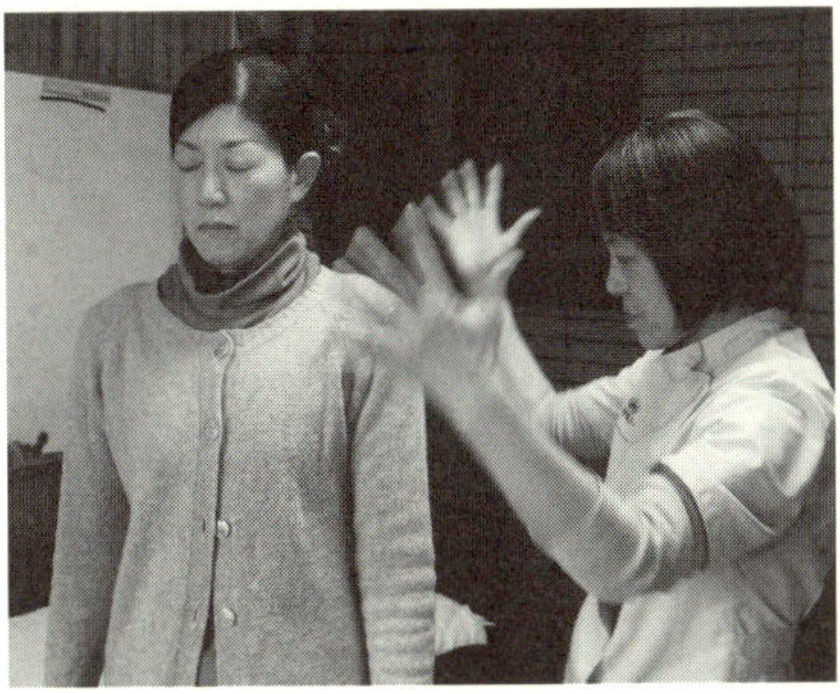

外気功は瞬間的に歪みを矯正できる

治療が難しい脊柱側湾症が改善できる

温熱刺激薬草療法とは特殊な温熱ヒーターを使い、圧痛点を摩擦したり四二℃以上の熱刺激を入れたりし、全身と局所を通じて心身両面の自然治癒力を高める療法のことだ。

「基本的に宝石岩盤浴マットの上で、四二℃以上の熱を体の芯部に入れながら、一回一時間で脊椎調整や筋肉調整を行いますが、この温熱刺激薬草療法だけでもかなり効果がでます。どこに行っても治らなかった四五度までの構造性脊柱側湾症の改善は無数にでています。この脊柱側湾症の治療は難しく、多くの患者さんを診て、痛みを改善してあげていますが、患者さんはどこで治してくれるのかわからなく手術にいたるまで放置されている状態が多いのです。

しかし、整形外科的に手術を受けても年々痛みが酷くなり、体調不良で学習、仕事も続けられなくなる人も少なくないのです。手術した患者さんはできるだけ手術をしないで、痛みが出る段階で、矯正できる選択肢があることを伝えてほしいと言います。早期に発見し、矯正してあげれば手術しなくとも改善は可能なのです」（高浜院長）

【三五度の脊柱側湾症が一回の施術だけでも歪みが解消】

ある患者の女性は一八歳まで痛みがでなかったが、二〇歳になって首や肩のこり、背部痛、右肩から背部にかけて、肩甲骨がかなり盛り上がっていた。右腰部の全面への回旋があるため、ぴったりしたセーターやTシャツが着られず、スカートも斜めになって着用できないなど、精神的な苦痛を抱えていた。手術を勧められたが、母親もこの女性も受けたくなかったので二年間、毎日整体院へ通院、電気治療を受けた。しかし変化がないので来院した。

●施術：骨格調整で仙骨骨盤変位を正常に戻す。また、骨格調整と温熱刺激薬草療法を週二回一〇カ月、週一回一年、月一回を一年などの施術計画で、三年間通院した。

●結果：歪みが嘘のように消え、肩甲骨の膨らみも軽減した。また、側湾症の歪みはほぼ消え、首や肩のこり、背部痛も消失した。

【一二歳女子は六回の施術で脊柱側湾症が改善、性格も明るくなった】

四年前に二九度の脊柱側湾症と診断された一二歳の女子は、首や肩が凝り、頭痛で悩んでいた。このため何をしても動作が緩慢で、集中力がなく、記憶力もないので成績も悪く教えても覚える気力もなかった。

●施術：この女子に一回一時間で、仙骨、骨盤、恥骨などを骨格調整。その後、温熱刺激薬草療法を六回施術。野菜・果物ジュースや玄米菜食・アクアテラオス水による体質改善を実施。

●結果：痛みが大幅に緩和、脊柱もかなり真っすぐになった。このため自律神経系のバランスが改善したためか積極的に勉強もするようになり、成績も向上、何事にも意欲的になり、性格が明るくなった。

【四〇度の脊柱側湾症が月に一回の通院で改善】

六歳の男児は生まれた時から奇形ではないかと言われていた。若いご両親は治療費と交通費が大変ということなので、自宅での療法を指導した。

●治療：母親にアロマエッセンスを使うアロマタッチ、父親には仙骨骨盤調整法を指導し、毎日家庭で施術してもらい、月に一回来院、施術した。
●結果：来院したのが一二月二四日で翌年五月一五日には骨盤が安定し、両手、両足の筋肉の痛みと硬化が消失し、全身の痛みも消失した。腹臥位と背臥位でも正中線がかなりまっすぐになった。
脊椎・胸部コルセットを毎年作り替える必要がなくなり、両親とも安堵された。

2　食を変えれば線維筋痛症などの難病も改善できる

脳幹を刺激すればホメオスタシスが向上する

高浜療術院には現代医療から見放されたガン患者や前述した脊柱側湾症、アトピー性皮膚炎、膠原病などのほか、慢性疲労症候群や線維筋痛症などの難病患者が訪れることが多い。慢性疲労症候群とは、原因不明の強度の疲労が半年以上続く病気であると定義される。

男性よりも女性が七倍発症するケースが高く、中高年に発生率が高いとされる。しばしば膠原病などの自己免疫疾患と併発するケースが多いという。

高浜療術院では問診と触診で症状を診て、施術方針や計画を立ててゆく。

「慢性疲労症候群も線維筋痛症も複合的な要因が絡んで一概には言えませんが、何らかの原因で自律神経のバランスが崩れ、ホルモン分泌や免疫が異常になるなどして発症しているのではないかと考えられています。

そこで、第一に骨格調整や筋肉調整を行い、外気功やアロマタッチなどで脳幹に刺激を送り、大脳をリラックスさせ、体の恒常性が元に戻るよう施術するのです。脳幹は免疫系やホルモン系、自律神経系などを支配していると言われますので最も重要なポイントになります。

次にリンパの流れと気・血流の流れを改善します。

実は一〇〇年前、トーマス・エジソンは、〝将来の医者は投薬せずに患者の骨格・構造・栄養が病気の原因と考え、その予防に注意を払うようになる〟と予言していたことを知り、私がたどりついた施術は確信となったのです」（高浜院長）

アクアテラオス水で自律神経を調整し酵素活性を高める

この自律神経の調整では、宮崎県で産出するテラオスストーンという鉱石に、世界中から集めたエメラルド、ルビー、ヒスイなどの宝石を粉末にし、焼結してできた宝石セラミックスをカートリッジ内に内蔵し、水道水を浄水、活水してできるアクアテラオス水の活用も欠かせないという。

アクアテラオス水の開発者は、二四年間かかって研究開発し、高機能活水器をつくることに成功した。生成された水が自律神経に作用するとは不思議な話だが、開発者は人体の仕組みを研究した結果、自然治癒力を高めるには、

①還元作用……元の状態に戻す
②抗酸化作用……体の酸化を防止する
③免疫活性作用……人体を外敵から守る
④発酵作用……腸内を善玉菌優位にする
⑤酵素活性作用……消化、吸収、分解、排泄などの代謝
⑥生体恒常性の向上……自然治癒力のバランス
⑦エネルギー活性作用……人体を動かすエネルギー
⑧調節作用……人体の仕組みを調和する

この八つが必要との結論に達した。

そこで、元国立がんセンター勤務医と共同で、ガン患者の自律神経調整作用や免疫力の向上など磁気共鳴テストを繰り返しながら、前出八項目の中で最も活性の高いセラミックスをつくることができたというのだ。

「その証拠にこの水を飲むことで免疫力が断然高まり、痛みが緩和し、または大量に排便できたり、熟睡し、あまりイライラしなくなるなど性格が穏やかになる人がほとんどです」(高浜院長)

大量の便が出ることは、腸内細菌叢が善玉菌優位の環境ができたことを意味する。熟睡、イライラしなくなったというのは自律神経が調整され、副交感神経が活性、脳内モルヒネといわ

れる快感物質であるβ−エンドルフィンが誘発された証拠ではないだろうか。

人間の体の六〇〜六五％、血液では八五％、脳は九三％が水分でできていると言われる。塩素が混じったり、重金属や農薬が混じった水を毎日飲んでいたのでは、健康にいいわけがない。アクアテラオス水の摂取量は、「一日一五〇〇ccから二〇〇〇ccが摂取の目安で、一時間おきに一〇〇cc飲まれるのが効果的です」（高浜院長）。

磁気共鳴エネルギーの数値2から4は摂らない

毎日飲む水も大切なら、毎日食べる食物はもっと重要だ。

高浜療術院で指導する食事療法では、前出の磁気共鳴装置で各食材を分析したエネルギー数値を参考にする。そして、玄米菜食と野菜・果物ジュース中心に体質改善をはかる。白砂糖が入ったケーキやアイスクリームなどの甘いものや飲み物は禁物。酒、タバコも厳禁。インスタント食品や加工食品は摂らない。とくにガン治療の場合は、肉類、卵、牛乳は避ける。ハマチ、マグロなどの大きい魚は重金属が蓄積しているのでこれも避けたい。

元国立大学がんセンター勤務医との共同研究では、いずれの食品も磁気共鳴装置の分析数値で示したエネルギー数値は2〜3、4と低い。

ちなみに健康な人は8で、現代人はたいてい4〜6の間が多く、未病ゾーンに入っているという。ガン患者ではこの数値は4、5状態で、少なくともこの数値を10までもって行けば、ガ

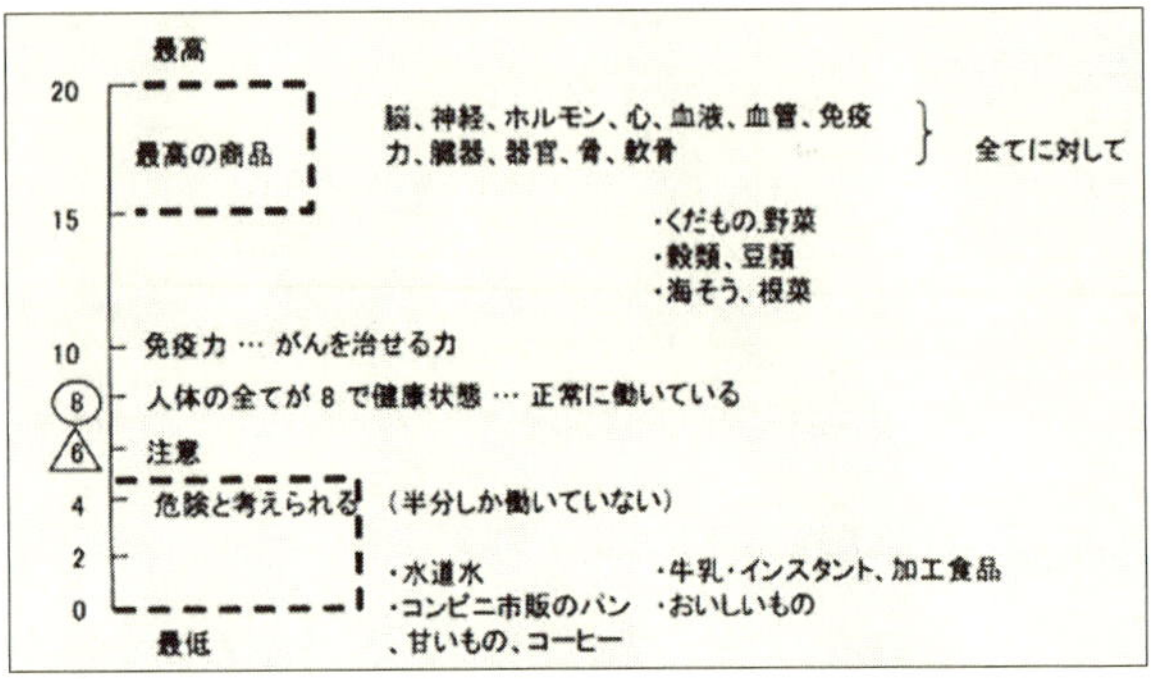

LWA（波動（磁気）共鳴測定器）による波動エネルギーの指標

ンを治せる力がついたことになる。また、アクアテラオス水を飲むと、この数値は10以上に高まってきて、高いところでは17、18を記録するという。

野菜・果物ジュースは皮つきニンジンを多めにし、セロリ、ホウレン草、小松菜、ブロッコリーなどの旬の野菜にバナナやリンゴで味を調えると美味しく飲める。

酵素は四五℃以上の熱で死活するので、低速ミキサーでつくる。むろん、野菜・果物は最低、減農薬。できるなら無農薬のものを使いたい。

食事は玄米・五穀米と日本の伝統食。玄米は圧力釜で炊いて、のり、とろろ昆布をまいて食べても良い。味噌汁の具はワカメ、豆腐、野菜、茸など。

副食は豆腐、納豆、漬物、梅干し、きんぴらごぼう、ゴマ塩、大根おろし、山芋おろし、根菜類、海藻、小魚、貝類、イカ、タコ、ウニ。果物を摂り、豆乳、ヨーグルトなども良い。

「無農薬・有機栽培の野菜・果物なら、ビタミン、ミネラルを補給でき、繊維質や酵素も多く腸内細菌叢を善玉菌優位の環境を作れます。そして血液を浄化し、リンパ球も増え、循環・排泄が良くなります。私もアクアテラオス水と野菜・果物ジュースを摂ることで、エネルギー数値は当初の5から上昇、17、18、19とどんどん上昇し、今では最高の数値を得てほぼ完全に近い状態まで健康を取り戻すことができたのです」

とくにアクアテラオス水の飲用で高浜院長のエネルギーが高まったという。

不妊症、生理不順のエネルギー数値はほとんど4～5

この磁気共鳴装置によるエネルギー数値の評価判定は、西洋医学との整合性が確認された症例も少なくないという。

現在、不妊症の増加が指摘される中、若い女性を測定すると、子宮3～5、卵巣4～5、ホルモン4～5がほとんどで、生理不順の人が多く、生理がない女性もいるというのだ。

また、子どもたちの食の乱れは酷く、スナック菓子、菓子パン、着色料・合成保存料が入った果汁数パーセントというジュースやコーラ、アイスクリームなどを毎日食べている。

こうした子どもたちのエネルギー数値を調べると、血液4、動脈硬化4、血栓4という数値が得られるという。西丸震哉氏の『四一歳寿命説』も真実味を帯びてくる。

「こうした若い女性では、ホルモン分泌が悪く脳下垂体は3～4、視床下部や脳下垂体からの指令が届いていないと思われます。この状態では受胎しにくい体になっていることを意味していると考えられるのです。そこで、玄米菜食に切り替え、野菜・果物ジュースを多く摂り、アクアテラオス水を一日一・五ℓ前後飲用すると、女性でも子どもでも三カ月で体質改善することができます」（高浜院長）

この効果を裏付けるのが、次の症例だ。

【一九歳で生理が一度もなかった女性が三カ月間後に食と水で改善】

ある日、医師の友人の子女のエネルギー数値を測定してほしいとの依頼を受けた。この一九歳の女性は、一度も生理が起きたことがなく、子宮未熟という診断を受け、ホルモン注射を受けても生理が始まらないのだという。

そこで、仙骨、骨盤、恥骨の歪みを調べ、全身の筋肉の硬直をチェックしたところ、腹部が鉄板のように硬い。腋膈とソ頸部のリンパ腺も硬く、押圧すると痛みがあることが判明した。

●施術：まず仙骨、骨盤、恥骨、頸椎の歪みを五分で調整し、その後、筋肉調整、液膈ソ頸部のリンパの流れを良くするなど三回の施術を行った。体質改善としては、前出の食事療法とアクアテラオス水の飲用を実行してもらった。

しかし、母親からは、「三カ月たってまだ生理が来ない」との連絡。一日の食事の中身を正し、朝は野菜・果物ジュースにしてもらったが、昼は白米の学校給食、夜は玄米を食べているとのこと。そこで、昼も玄米のお握り弁当を食べるように指導した。

●結果：その二週間後、母親から「お陰さまで生理が始まった」との電話があった。現在、それから五年経っているが、生理はそれ以来正常とのことだ。

実はこの家族全員とも、料理は肉中心で野菜をほとんど食べていなかったことが判明。母親もリウマチを発症しはじめていたことがわかった。この母親も医師の指示でエネルギー数値を測定したところ、リウマチ4、血液4、免疫4、ホルモンバランス4だった。

そこで再度、母親にも娘と同じに食と水を指導したところ、それから三カ月後、「病院の検査でリウマチ反応が消えた」との連絡があったという。

体内に蓄積した有害化学物質はゼオライトで吸着、排泄する

この食と水の問題では、往々にして体内に蓄積した有害物質が生体に思わぬ障害をもたらす可能性もある。例えば、米国のFDA食品医薬局では、危険物質や毒素として農薬、ダイオキシン、PCB、プラスティック製品のフラン、多くの化粧品に含まれるフタレートなどを指定している。これらが体内システムを狂わせ、性ホルモンや性器の欠陥をもたらす例があるというのだ。

一番恐ろしいのは胎児の被害だ。例えば赤十字では、回収された一〇個のへその緒を解析してみた。これによると、平均二〇〇種、多いものでは二八七種の工業化学物質が認められ、そのうち一八〇種が発がん物質で、二一七種で脳や神経に害があるもの、二〇八種は動物に奇形

を及ぼすものがあったというのだ。

したがって、子どもは生まれながらにして、汚染された物質を蓄積していたことになる。もちろんこうした化学物質は、食と水などを通じて母親の体内から胎児に移行、思わぬ障害を引き起こすとも限らないのだ。

そこで、高浜院長はこうした有害化学物質の除去として、液体ゼオライトを使うケースもある。ゼオライトとは、太古、火山が爆発し、その溶岩が海水に溶け込み、化学反応を起して何百万年、何千万年かかかり、結合してできた鉱石のことだ。

この鉱石の表面には、ナノレベルの孔が無数にある。この孔に農薬や水銀などの重金属や化学物質などを吸着する特性があることから、今日では土壌改良剤として多く使われている。

このゼオライトを特殊製法で加工し、純水を加え、水溶化したのがこの液体ゼオライトだ。海外の大学などの研究機関が臨床試験や重金属の吸着試験などを行っており、飲用四日後に体内の重金属濃度がピークとなることがわかった。

また、重金属に反応し、排泄する時間は五～七時間ということがわかったので、五時間おきに一回二、三滴を一日三回夜寝る前に飲む。重篤な人は一回一五～二〇滴を三回飲んでも良いという。

信じられないような体験談が報告されるので、有害物質が除去され、自然治癒力が爆発すると考えられている。高浜療術院でも、慢性疲労症候群や転移ガンなどが液体ゼオライトの短期間摂取で改善した例なども出ている。

【一カ月ほど液体ゼオライトを飲んで慢性疲労症候群が改善】

二九歳の男性は重傷で入院した母親の介護と疲れ、交通事故が重なり、二五歳ごろから手足がリウマチのようにこわばって全身に痛みが伴うようになった。以来、四年間ほど各地の大学病院を転々として治療を受けてきたが、一向に改善されない。一年ほど前の大学病院での検査ではヒトヘルペスウイルスが発見され、慢性疲労症候群と診断された。

●療法：一カ月ほど前から液体ゼオライトを飲んでみることにした。

●結果：効果はてきめん。一箱を飲み終える頃には全身から痛みがなくなった。働き始め、体を激しく使うと、まだ痛みを感じるが症状はかなり軽減した。

【慢性疲労性症候群の五〇歳女性は液体ゼオライト二週間ほど飲んで痛みが消えた】

中学生の時、酷い交通事故にあっていた五〇歳の女性は、一〇年ほど前からストレスの影響で体の不調が始まり、慢性疲労症候群、線維筋痛症と診断された。体全体が痛み、筋肉がところどころガラスの線維のようになっていた。座るだけで痛みが発生し、長時間座ることができず数分ごとに立ち上がらなければならないほど辛い毎日を送っていた。いろんな病院に行って診てもらったが改善の気配はなかった。

●療法：液体ゼオライト一回一〇滴から飲み始めたところ、二日後に猛烈な湿疹が噴出し、一週間以内に治まったので一五滴に増やした。

●結果：飲み続けると睡眠の質が良くなり、中途覚醒がなくなった。ぐっすりとよく眠れるようになり、三四・六℃しかなかった体温が三五・五℃まで上がった。飲み始めて二週間ほどで体中の痛みがほとんど消え、長時間座れるように回復した。

水分補給はアクアテラオス水にし、食事も玄米菜食に切り替え、サプリはムコ多糖体にした。その結果、周りの人から険しい表情が消えたとよく言われるようになった。

【二㎝の転移ガンを自宅養生で消失】（熊本県　主婦　四三歳）

甲状腺ガンを手術で除去した四三歳の女性は、その二年後、肝臓に転移、二㎝のガンが見つかった。そこで来院。

●施術：一回目は温熱刺激薬草療法で施術、二回目は宝石岩盤浴マットとアクアテラオス浄・活水気を購入し、一日一五〇〇ccから二〇〇〇ccを飲んだ。サプリメントでは液体ゼオライト三本、液体アガリクス三本を飲んでもらった。

食事も玄米菜食にし、養生した。この女性には三人の子どもがいるので、働きながら夜、宝石岩盤浴マットで温熱療法をし続けた。

●結果：その三カ月後、病院のエコー検査でガンが消失していることが判明。

「このように適切な指導を行い、自宅で食事療法や温熱療法などをしっかり実践すれば、転移ガンであろうとも自分で治せるのです」

【胸腺ガンで余命七カ月と診断されたが、五カ月で縮小】（熊本県　会社社長　六四歳）

吉田秀雄さんは、日夜バリバリ、仕事に精を出す日々を送っていた。ところが人間ドックで胸腺ガンと診断され、「手術は不能で、余命七カ月前後」と宣告された。全く自覚症状がないのに、「自分があと七カ月で死ぬなんてあり得ない」と思った。また、家族も「お父さんが死ぬ筈がない」と思っていた。

そこで、有名な医師のセカンドオピニオンを受けたが、結果は同じ答えだった。吉田さんは、何とか方法はないものかと考え、『やっぱり、やっぱりガンは治る』という本を読んだので、抗ガン剤と放射線療法は受けないことに決めた。

高浜療術院には、別な治療院の紹介でやってきた。

●施術：温熱刺激薬草療法を本人と奥さんに指導し、自宅で朝、夕二回実践することにした。また、玄米菜食、野菜・果物ジュースの飲用、三〇回以上ゆっくり噛んで咀嚼すること。サプリメントはゼオライトを一カ月三本、液体アガリクスも一カ月三本を飲んでもらった。

会社は休んで好きなゴルフをやってもらい、毎日コースに出た。

常に自分が会社で楽しく元気に働いている様子を思い浮かべ、「自分は絶対治る」とのイメージ療法も実践してもらった。

●結果：その五カ月後、ＣＴスキャンを受けたところ胸腺ガンは縮小しており、医者にびっくりされた。現在、一年半経過し、体調がいいと報告に来られた。

3　アロマタッチの導入で治りが早くなった

ストレスケア、恒常性維持機能などに効果

アロマタッチとは、古来、利用されてきた植物がもつエッセンシャルオイルを使ったアロマセラピーを応用したものだ。

このアロマタッチで使用されるエッセンシャルオイルは、米国製で業界最高水準の品質と純度、安全性を有し、ヨーロッパのISO/AFNOR基準をクリア、希釈し飲んでも安全で、効果的なオイルだ。

高浜院長によればその効用は、①ストレスケア、②感染症予防、③炎症と痛みのコントロール、④恒常性維持機能（ホメオスタシス）の向上に即効性があるという。

海外では、三〇年ほど前からこのテクニックが研究され、難病の一つと言われる脊柱側湾症や脊柱後湾症などにエッセンシャルオイルがもつ抗ウィルス性や抗菌性、消炎性が効果を発揮し、外科手術をまぬがれるケースが増加しているという。

事実、米国ではこの病が脊柱に潜伏するウイルスや細菌によって引き起こされていることが証明され、アロマタッチテクニックで坐骨神経痛や慢性的な背痛を劇的に改善できた。また、アロマセラピーが盛んなスコットランドの総合病院でも、ウイルス性と突発性脊柱側湾症が関連づけられ、ボン大学では、帯状疱疹ウイルスが脊髄神経節に終生潜むことが解明されたという。

高浜院長はこのアロマタッチを統合医療の中に組み込むことで、脊柱側湾症はむろんのこと、うつ病やガンなどの難病の早期改善が可能になったという。

【喘息とうつ、二年間外出できなかった男性は三カ月半で全快】

宮崎県に住む四三歳の男性は、四〇年間喘息に悩み、二〇年もの間、慢性頭痛がして薬漬けになっていた。この二年間はうつで自宅で寝込んでいた。

来院した時は、手足や肩、首、胸、背中の筋肉はカチカチで線維筋痛症を併発。体も冷え、下肢は紫色、喘息とうつ病でどこにも外出できない状態だった。

●施術：「この男性には外気功で恥骨、仙骨、骨盤変位を調整し体の硬直を解き、次に呼吸器系に効果のあるブリースを胸にぬり、背中にフランキンセンスやラベンダーなどのアロマオイルを数滴垂らし、アロマタッチで脳幹を刺激、心身の緊張を和らげたのです。また、宝石岩盤浴マットによる温熱療法も併用し、全身のツボが集中する足裏の反射区にも複数のアロマを使い、トリートメントしてあげました」

●養生：「サプリメントも二〇年薬漬けになっていますので、解毒用として液体ゼオライト、酵素を活性させるためのマルチビタミン・ミネラル、視床下部を刺激、自律神経のバランスを調整、整腸作用や生命エネルギーを高めるアクアテラオス水を飲んでいただきました。

食事では玄米菜食に野菜・果物ジュース、発酵食品などを多く摂ってもらいました。家庭では奥さんにアロマタッチを覚えてもらい、週に二回アロマタッチを実践するよう指導しました」

●結果：「治療院には一カ月間は週に一回、二ヵ月目から週に二回度ほど、あわせて三カ月間通っていただき、今までの喘息からうつ症状まで全部消失、ほとんど全快まで改善することができました」

【四五度の脊柱側湾症の痛みが一回の施術で緩和、半年でほぼ改善】
（中村仁子さん　三三歳　管理栄養士）

中村仁子さんが四五度の脊柱側湾症との診断を受けたのは、二〇歳の時だった。この時の整形外科の処方は、シップと痛み止めだった。それから三年たって肩の痛みが酷くなってきたので病院巡りをしたら、「これは治らない骨の病気で、進行を遅らせる姿勢の生活を送るしかない」との診断を受けた。手術も勧められたが、両親が猛反対したため、カイロの治療を五カ月ほど受けたらだいぶ落ち着いた。

二五歳になって管理栄養士として四年ほど働くうち、手が痺れ、夜も眠れない痛さを感じるようになり、真剣に自分の体を考えるようになった。
●治療：二九歳の時、初めて高浜院長の施術をうけた。宝石岩盤マットの上で骨格調整と温熱刺激薬草療法など一回三時間の施術を週に二回受け、三カ月間続けた。二カ月目から食事も玄米菜食、野菜・果物ジュース、アクアテラオス水に切り替え、血液の浄化に努めた。
●結果：一回の治療だけで体が楽になり、号泣してしまった。その後、外気功とアロマセラピーを加え、週に一回ほど通い、三カ月も続けたら体も柔らかになり、痛みも消えた。半年過ぎたら月一回通うくらいでよくなった。肌もきれいになり、スタイルも良くなった。
次に気功教室とアロマ教室にも参加し、外気功とアロマタッチをマスターし、自分で骨格調整できるようになり、アロマも自分でブレンドし、痛みの緩和に役立てた。
現在、三三歳だが食事療法をずっと続け、側湾症は完全に戻っていないが痛みは完治した。

【乳がんの全摘後、肺に転移したが二年間で改善】（熊本県　主婦　四三歳）
加藤理恵さんは左乳ガンを全摘した後、肺に転移し、一cm大のガン細胞二、三個を確認。本人は代替療法を希望し、来院。
●施術：毎日朝、夕の温熱刺激薬草療法を実施、背中は両親にしてもらった。玄米菜食とアクアテラオス水で体質改善し、人参ジュースも飲んだ。また、サプリメントではゼオライトを一日一五滴摂り、アロマオイルはフランキンセンスとラベンダーなど数種類使い、背筋痛や筋肉痛に塗布し、マッサージした。
これに元気に楽しく働いている自分を思い浮かべるイメージ療法を指導した。
●結果：五カ月たってCTスキャンで一時的に増殖が見られ、胸水も溜まり入院。「代替療法するからこんなになった」と怒られ辛かったが、代替療法にかけ、超ミネラル水を一日二五cc以上飲むのを加えたところ、徐々に改善し、ガン細胞は縮小、元気を回復した。
現在、二年経過したが前述の代替療法に加え、フランキンセンスやレモン、ディープブルーなどのアロマエッセンスを内服、または塗布することで身体的、精神的にも癒され、痛みも軽減し、免疫力もアップ。現在、肺ガンのことは心配しなくてもいいほど回復し、抗ガン作用のあるアロマオイルを飲用し続けケアを続行中。

【恥骨離開と慢性疲労症候群を七カ月で回復】
三四歳のKさんは、第一子を出産後体調不良が続き、一〇年間寝たり起きたりしながら、二人の子供を育てていた。あまりに酷い時は、母親に来てもらい援助を受けた。Kさんは中学生だった一四歳の時、運動のやり過ぎで脊柱分離すべり症になったことがあり、医師から現代医学ではこの症状は治せないと言われ、一生この痛みとともに生きていくしかないと諦めていた。産後も脊柱分離すべり症と思い込んでいた。
●施術：外気功のデモンストレーションを行った時に、気功を施術したところ、その場で恥骨、仙骨、脊柱の歪みを正し、後頭骨の歪みを取った。すると血流の流れが良くなり、顔色も紅潮し、痛みがとれたことで涙を流された。

脊柱分離すべり症と思い施術したところ、恥骨離開、慢性疲労症候群、線維筋痛症なども併発していることがわかった。産後に恥骨離開がおこり、大腿部周囲炎を起したものと推論される。とくに肩、前腕の筋肉が線維化して痛みが酷く腹部は鉄板のようだった。

そこで、アクアテラオス水と玄米菜食での体質改善、ゼオライトの飲用、アロマセラピー、イメージ療法を指導した。

●結果：恥骨離開は一回の施術で回復。四月から六月まで週二回施術し、鉄板のような腹部も完全に回復。腰痛は全くしなくなり、一〇年ぶりに健康を回復し喜ばれた。現在、体力回復のためストレッチ、ヨーガ、散歩、温泉プールで歩行し、体力づくりをスタート。アロマエッセンシャルオイルで自己治療中。

○・二秒以内で脳に到達、自律神経のバランスを調節する

このアロマタッチを施術することで、なぜ治りが早くなるのだろうか。

「アロマセラピーに使う植物の精油は、古代から心身の不調や、健康維持に使われてきた歴史があり、近代では〝アロマセラピーの父〟とされるフランスの化学者ガット・フォセ博士が aroma と therapie を組み合わせ、体系化しています。

歯痛や体の芯部の痛みは〇・九秒で脳に刺激が伝わるとされますが、香りの刺激は〇・二秒以内で脳に伝わるというので、香りは特殊なのです。

日常的にもいい香りをかいだ時はいい気分になり、イライラが消えたり、嫌なことを忘れたりします。また、ふと漂ってきた匂いで、唾液がでて空腹感を感じることもあります。とくに香りは脳の中の視床下部と下垂体に関わりがあり、視床下部には胃腸や心臓などの自律神経系の中枢があります。

また、下垂体は甲状腺や卵巣、副腎などの内分泌器官や体の働きを調整するホルモンを分泌しています。自律神経のバランスが調整されれば、免疫系やホルモン系が正常化するので、香りを使うことで短期間に改善できるのだと思います」と高浜院長。

また、近年の研究では、皮膚にエッセンシャルオイルを塗布された場合、角質層に浸透、その下にある真皮下組織から血液中に入り、二〇分以内で組織全体に広がることが分かっているという。

米国の治療家によれば、「エッセンシャルオイルの使用法は、局部塗布、吸入、服用などがあり、アロマは大脳辺縁系を刺激し、心身ともに有効な効果が期待できます。これは情緒的なバランス、エネルギーレベルから食欲のコントロール、心臓や免疫の疾病にわたるすべてに対し強力に作用します。さらに多くの研究では、疾病に影響を及ぼすウイルスや細菌を死滅する作用が確認されています。

また、服用は最も有効な方法の一つで安全性でも長い歴史があり、あるエッセンシャルオイルは強力な酸化防止作用があり、体内の老化を防止、活性酸素を消去する能力が高いこともわかっています」という。

「アロマオイルは脊柱側湾症だけでなく、腰痛、ヘルニア、慢性疲労、線維筋痛症、ぜんそく、ガンの痛みなどにも短期間での改善が期待できます。とくに足裏をマッサージするヴァイタフレックスという療法は、リフレクソロジーよりも劇的に効果があり、一〜三分以内で著しい効果がでる場合もあります。

バランスというブレンドしたアロマオイルは三〇秒後に赤血球がバラバラになり、血行が促進します。このアロマタッチを三〇分行い、週に二回三カ月も実施すれば、うつや慢性病でも改善させることができます。

このアロマタッチを取得すれば、自宅で養生でき、玄米菜食、野菜・果物ジュース、アクアテラオス水で体質改善し、必要に応じてサプリメントや温熱療法などを使っていけば、進行ガンやうつ病でも自宅での治療が可能なのです。

難病と言えども諦める必要はありません。現代医学に見放されても治せる選択肢はあるのです」

辛かった闘病生活を乗り超えた高浜院長は結んだ。

◎連絡先◎
高浜療術院
熊本県上益城郡御船町木倉三五三—五　電話　〇九六—二八二—七四三二

第6章　どんな手段を使っても病気を治す

――ドイツ医学で治癒率アップに成功

メディアートクリニック院長　**前山和宏**

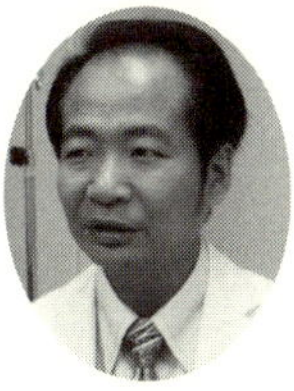

一九九〇年日本大学医学部卒業。医師国家試験合格後、大学病院には残らず、財団法人天理よろづ相談所病院、国立東京第二病院（現・国立病院機構東京医療センター）、府中医王病院など経て、〇四年四月、東京港区虎ノ門に前山クリニック・虎ノ門を開設。現・メディアートクリニック院長。

八年前、前山和宏院長はフコイダンを使った末期ガン治療に成功し、以来、各種サプリメントや先端医療を駆使している。現代医療から見放された末期ガン患者が来院し、救いを求められるからだ。近年ではドイツ医学を取り入れ、格段に治癒率を高めることに成功した。〝余命〇カ月〟〝余命半年〟と宣告されても恐れることはない。

1　食事ができない患者でも治す！

自由診療で活路を見出す

メディアートクリニック（東京都中央区）の前山和宏院長は、平成一六年に東京虎ノ門に開業、現在は日本橋三越前に移転し、三年目を迎えた。

独立する前は、国立東京第二病院（現・国立病院機構東京医療センター）などで内科医としてスタートした。

「専門はガンだったので、内科に回ってくる患者はすでに末期ガンでもう手がつけられないケースがほとんどなのです。当時も今もそうですが、〝ガンは病巣を全摘しなければ治らない〟という絶対的な不文律があったのです。したがって、ガン患者は全て外科手術に回され、内科に回される患者は、〝手遅れで手術ができない状態〟の末期ガン患者だけでした。そのため治癒させることは不可能で、いいとこ延命治療しかできなかったのです。

これでは医師としては面白くありません。その後、救命救急医療や人工透析、在宅医療などをしながら、開業医らから情報収集し、自由診療であれば転移・進行ガンでも治せるのではないかと考え、そこに活路を見出したのです」

と前山和宏院長は飄々と語る。

なるほど、〝病気を治したい〟〝苦しんでいる人を何とかしてあげたい〟――これが医師のスピリットかもしれない。今日、免疫理論を全国的に啓蒙された新潟大学大学院の安保徹教授も、医師として配属された医療現場で、「張り切って抗ガン剤を使ったが、二年間で一人も治すことができなかった」とし、臨床医から基礎研究に転向したことを述懐されたものだ。

現代医療で不可能と思える進行ガンや末期ガンを、現代医療ではできない自分が見つけた療法で命を救うことができたら、それは医者冥利につきるのではないか。

フコイダンの点滴はほとんどの前立腺ガンに有効

前山院長も、現代医療が怪しいと見なす代替療法やサプリメントを使ったら、末期ガンでも治るケースがでてきた。

「当初、フコイダンを使ってみたところ、末期ガンが治った症例がでたのです。しかし、これはほとんど信じてもらえませんでした。このフコイダンも高分子から低分子のものに進化させ、現在では、分子量470にしたものを点滴と服用に使い分けています。全部、自分で人体実験し安全性を確認した後、医師の裁量として使っていますが、一番効果がでるのは前立腺ガンです。ここの患者さんは腫瘍マーカー500以上の重篤の方々がほとんどですが、PSA780の人は週に一回点滴し、1カ月後にPSA12まで下がった症例があり、前立腺ガンのほとんどの患者さんに有効です。というのも、前立腺ガンの場合は有効な抗ガン剤がなくホルモン注射や放射線療法をするので、比較的末期ガンでも体力が温存できるのです。したがって、患者さんは食欲があり、自力歩行もできます。この場合の治癒率は高くなるのです。また、乳ガンの場合も同様で、皆さん食欲がありますので治る確率が高くなります。

このフコイダンの点滴は一日一回か二回投与するのみで、あとは一日五〇ccほどを寝る前にのんでもらうのが基本ですが、酷い場合は朝五〇cc、夜五〇cc飲んでもらえば十分です。最近では、腎臓ガンから肺に転移したガンの消失例もでました。しかし、子宮ガンには効きますが、腺細胞である卵巣ガンには効かなく、課題が出ています。

韓国でも本が出版され、〝ガン患者はガンでは死なない。栄養失調で死ぬ〟という内容でしたが、このように食欲があれば治る確率はかなり高くなります。抗ガン剤を投与され、食欲がなくなり、体力が低下。その結果、生命力もなくなってガンに立ち向かう力がなくなるのが最悪のパターンです。あくまでもガンに打ち克つのは患者さん自身の力なので患者さん自身が色んな情報を収集し、自分の意志で色んな療法を選択する必要があります。

こちらはその手助けをするのに過ぎないのです。当クリニックでも食事ができない異常事態に陥った患者さんをどうするかが大きなテーマです」

ここで使う低分子フコイダンは、メカブ原料を精製し、低分子470にした上滅菌し、これを点滴するので、血管に直接入る。吸収率はほぼ一〇〇%近いという。したがって、フコイダンのもつガン細胞のアポトーシス（自殺死）誘導作用や、ガン細胞の新生血管形成の阻害作用などが短期間で働くのかもしれない。

2　ガンを治すための一〇カ条

前山院長がガン患者を診てゆく過程で、どういう人が治りやすいのか、またどういう人が治りにくいのかがわかってきた。

「中には、〝もう駄目だ。自分はこれで死ぬんだ〟と思い込んでいる患者さんもおりますが、これは難しい。こちらの治療法にメモをとり、あきらめないで前向きに取り組む患者さんの治癒率は高いようです。みんな患者さんに教えられたものです」

前山院長は自らの経験をもとに、「ガンを治すための一〇カ条」をまとめた。

①ガンを恐れない
②あきらめない
③ストレスを減らす
④リラックスする
⑤免疫を抑制しない
⑥体は冷やさない

⑦薬は最小限
⑧体をしめつけない
⑨良い塩を摂る
⑩良い水をとる

「前向き」と「絶望」では生存率に60%の差が出る

この一〇カ条は、実に簡単なように見える。難しいことや金がかかりそうなことはあまり見当たらない。しかし、この一〇カ条には、実に重要なガンを克服するための秘策がある。

「例えば、①ガンを恐れない。この原因は〝ガンになるとすぐ死んでしまう〟という誤ったイメージが刷り込まれ、ガン＝死と思っている人が多いのです。私は末期ガンばかり診ていますが、ガンで即死した人はいません。ガンは何十年とかかって腫瘍となったのです。これまでガンと共存してきたのですから、いきなり焦ってもしようがない。残された時間を有効に活用し、情報収集して有力な療法を実践すれば、活路は見出せるのです。また、〝ガン治療は辛い、苦しい〟は、抗ガン剤や放射線治療などの三大療法を受けるからであり、代替医療の世界では辛くも苦しくもありません。これをしっかり踏まえ、代替療法に取り組めばいいのです。

②あきらめない。これも大変重要で、〝自分はだめだ。どうせ死ぬんだ〟と思い込んでは治るものも治りません。

一九七〇年代に乳ガン手術後三カ月の人々を一〇年以上追跡した調査報告があります。その人々の心理状態を『前向き』『否認』『あきらめ』『絶望』に分類し、その生存率を調べたのです。その結果、一〇年たって『前向き』だった人の生存率は八〇％、『否認』では五〇％弱、『あきらめ』では三〇％とガクンと下がり、『絶望』では二〇％という数値となりました。

『前向き』と『絶望』との生存率の差は、何と六〇％の差がでたのです。心理状態がいかに免疫力と関係しているかの裏付けとなるものでしょう」

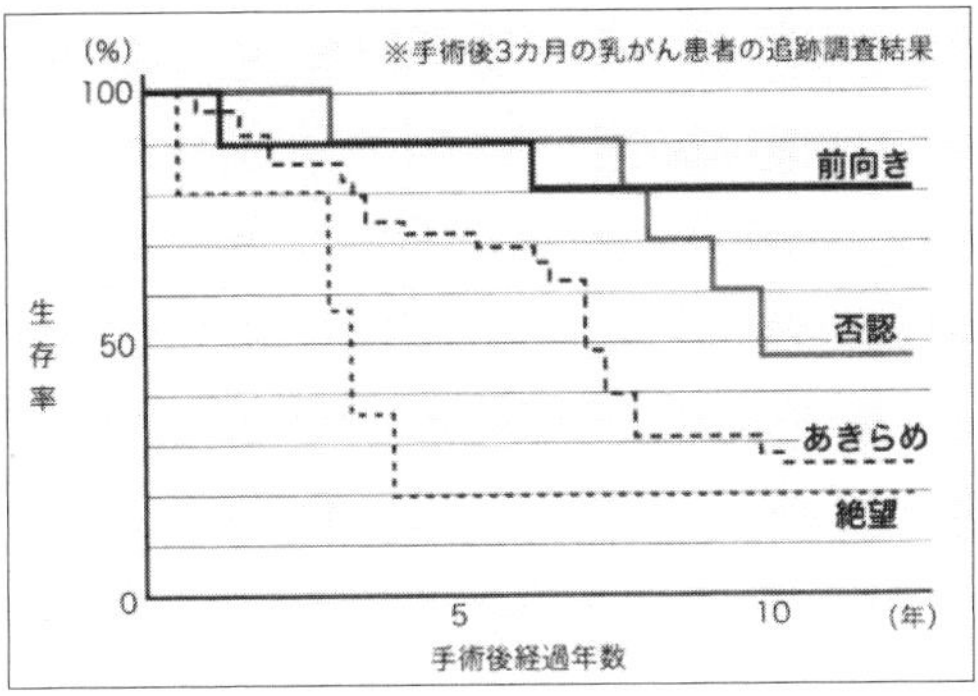

患者の心理状態と生存率
山脇成人監修『サイコオンコロジー』診療新社 p266 より

余命〇カ月は〝あなたは確実に死ぬ〟と洗脳しているようなもの

では、現代医療で行う〝余命〇カ月〟〝余命〇年〟と宣告することはどれほどの意味があるのだろうか？

「私はまったく意味がないと考えます。余命はその病気、病態に対しての平均的なもので、一人ひとりの患者さんの体調や生命力を勘案したものではないのです。余命六カ月と宣告されながら数年生きている人もおり、人間の可能性を頭から否定しています。余命を伝えることは患者さんにマイナスイメージを植え付けるようなもので、〝あなたは確実に死ぬ〟と洗脳しているようなものでしょう。

前出の統計のように、『絶望』『諦めた』のでは生きる気力が萎え、免疫力は著しく低下してしまいます。医師は患者さんにどのような状況でも、〝人間の可能性〟や〝決して諦めないことの大切さ〟を伝え励まし、病気に向き合ってゆくべきだと思います。

医者にできることなんて小さい。でも言葉は（何気なく発した言葉でも）患者さんを傷つけ、時には死に追いやってしまうことすらあるのです」

前山院長の目線はあくまでも患者本位だ。

ストレスがガン治療最大の障害

「③ストレスを減らす。この場合、ガンが最大のストレスとなります。ストレスは免疫を狂わせ、治療上の障害となります。でもガンは自分の体内にある。逃げることはできないし、逃げてもくれない。一日中ガンのことを考えていたのでは疲れてしまう。ならば、ストレスから逃げればよいのです。私は患者さんによく、〝何か趣味がありますか？〟と聞きます。

園芸、陶芸、絵を描くこと、スポーツ観戦、囲碁、将棋など様々な答えが返ってきます。それに没頭すれば、ガンのことを忘れられる。ストレスに対して有効なのです。

④リラックスする。楽しいことを考えたり、行ったりすることがリラックスの基本です。日

常的にやっているリラックスは、食べること、眠ること、風呂に入ること——この三つをより有効に活かしましょう。この三つをしている時にイヤなできごとを思いだしたら、リラックスタイムがムダになってしまいます。

お風呂だったら、温めのお湯に長時間浸かる、体力的にきつかったら半身浴を行う。一日三回入って免疫を高める方法もかなり有効です。眠る時は、ゆったりくつろげるＣＤを聞きながら眠る。または、お笑いＤＶＤや喜劇映画を観て、ゲラゲラ笑うことも免疫力を高めるにはいい方法です。無理にでも笑うと遺伝子がスイッチ・オンし、免疫力は跳ね上がるのです。

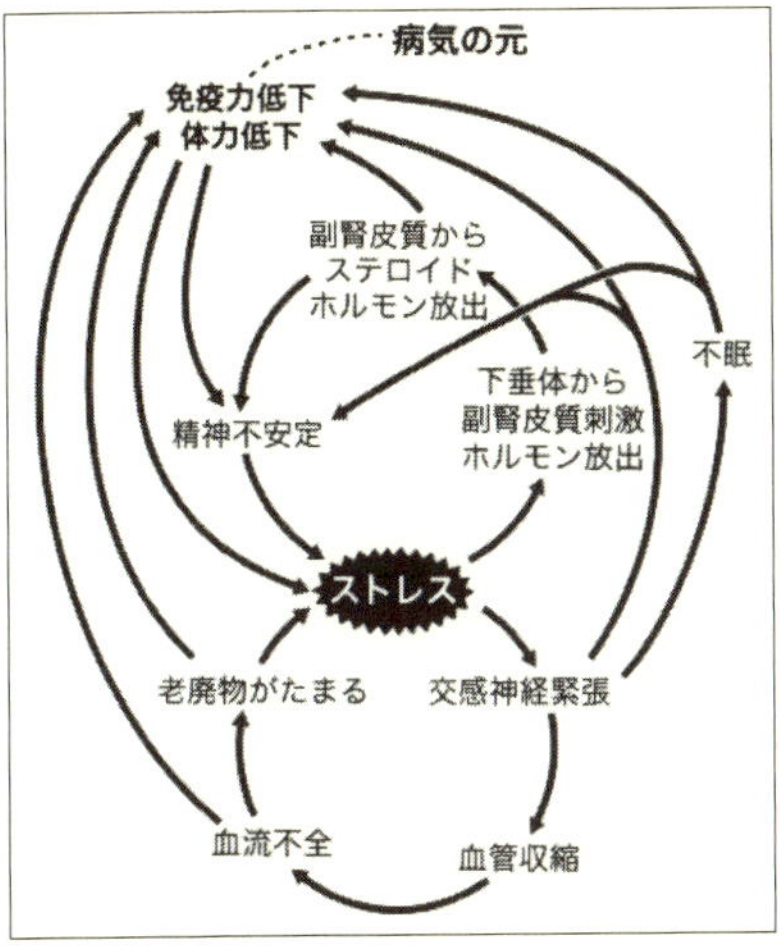

ストレスと免疫力の関係

⑥体を冷やさない。むしろ積極的に温める。人間の体は冷やすようにはできていません。冷やすと全体的なバランスが崩れるのです。冷たいものの飲食、これが胃腸に入り、体を内面から冷やしてしまう。冷やすと血流が悪くなり、免疫力も低下してしまうのです。

冷たい生ビールを欲しがるのは、首から上だけなのです。アイスクリームなんてもっての他です。夏は冷房弱め、冬はカイロ、岩盤浴、湯たんぽなどで温めます。

⑦薬は最小限。薬は必要な時に最小限使えば良いのです。薬王国日本、〝何か症状があれば薬〟という脳内回路は、私の治療のじゃまとなります。薬は根本を治すのではなく、症状を緩和するだけで使わない方が治るケースもあります。風邪薬で風邪を治す薬はありません。治すのは、自分の体の免疫システムなのです。薬の乱用で副作用を起す怖れもあり、免疫力を低下さてしまう薬剤は使わない方がいいのです」

と前山院長はズバリ指摘する。

塩分制限すれば死亡率は高くなる

近年、塩分摂取が高血圧の原因とされ、減塩運動の結果、一日の塩の摂取量が一〇g以下となった。しかし、前山院長の見解はまったく逆だ。

「⑨良い塩を摂る。成人病の予防対策として減塩が挙げられています。塩を多く摂ると血圧が高くなるのがその根拠です。しかし、日本人の高血圧患者の八〇％以上の原因不明の〝本態性高血圧〟の中で、減塩によって血圧が下がった人は一〇〇人中二～五人です。一〇〇人中九〇人以上の人は減塩しても血圧が全く下がらないのです。

現在、世界的な常識は、塩分摂取量が増えると血圧が低下する。塩分制限すれば死亡率（とくに心臓病）は高くなる。または塩分摂取量を減らすとコレステロール値が上昇する（悪玉LDLコレステロール値が上昇）。これらに対し米国の医師たちは自らの間違いを認め、国民に謝罪しています。日本の常識は世界の非常識なのです。

必要不可欠な塩を無理して減らしていけば、かえって病気は増えるというのがまともな考え方ではないでしょうか。この場合の塩とは化学塩ではなく、自然塩や天然塩のことで、前者は精製塩で薬に近いものです。塩分が少なくなると水分を蓄えられなくなり、みずみずしさが消えるのです。

⑩良い水をとる。水不足は脱水状態を招き、血液がドロドロになります。血流が悪くなれば新陳代謝も悪くなり、免疫力も低下します。ここでいう水とは、残留塩素が入った水、正確にいえば『次亜塩素酸』、つまりキッキンハイターが入った水ではなく、浄水器を使用するなどした良質な水ということです。人の体の七〇%前後が水分なのでこの水が健康でない限り、人間の健康はあり得ないのです」

3 前山式ガン攻略法の真髄

現代療法と代替療法のいいとこ取りで元気に延命できればいい

では、三大療法とはどう付き合えばいいのか？

「私は、西洋医学がすべて悪いと言っているのではありません。西洋医学は急性疾患に強く、診断力に優れています。しかし、ガンなどの慢性病に用いることはかなり無理があります。

外科手術では、ガン細胞はミクロの世界なのでどこまで広まっているかわかりません。『目に見える範囲は取った』では、再発の可能性が多分にあります。

放射線療法では、すべてのガンに効果があるわけではなく胃ガン、大腸ガンには効かないのです。治療には苦痛と体力を消耗し、専門医が少なく医者の力量に左右される場合も多く、発ガンを促す怖れもあります。

抗ガン剤は、ガン細胞のみを攻撃してくれるなら素晴らしい薬剤ですが、正常細胞までダメージを与える。現在の抗ガン剤の判定は、『腫瘍がどれだけ小さくなったか』ということで評価され、『元気になった』とか『生きられる時間が長くなった』ということは考慮されていないのです。抗ガン剤による発ガンも問題視されます。米国立ガン研究所（ＮＣＩ）では、〝抗ガン剤は増ガン剤でしかない〟と公表しています。

しかし私は、抗ガン剤を全否定はしません。というのも抗ガン剤をすることで、患者さんが安心したいという心理がありますので、その場合は否定せず、こちらとしては抗ガン剤の副作用を緩和できる療法を考え、提案します。そのためにオゾン療法をしたり、水素を点滴したり、コロイドヨードを投与したりします。また、マイクロ波を照射する温熱療法も行ったりします。

要は、西洋医学と代替療法をいいとこ取りし、痛みのない、生体へリスクを与えず、元気に日常生活ができるよう快復させてあげることが大切なのではないでしょうか」

前山院長のスタンスは、患者のＱＯＬ向上と生体へリスクを与えないことだ。

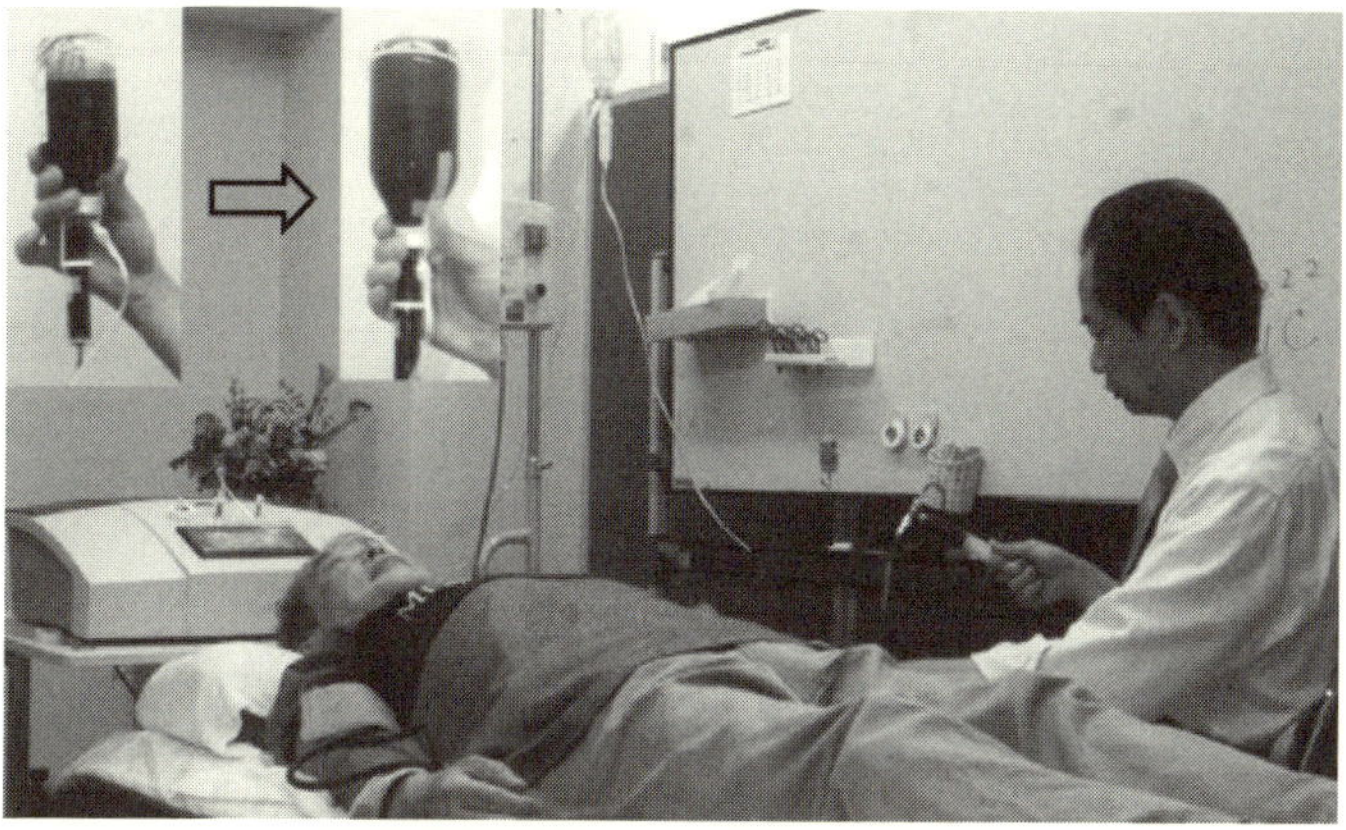
ドイツ直輸入でオゾン量は国内最高の１万5000 μg吸入できる

オゾン療法を五回もやれば劇的に症状が改善する

「このオゾン療法はもう一〇〇名以上、のべ一〇〇〇回以上施術しており、一回一五〜二〇分行っただけで体感できる素晴らしい実績がでています。五回やっただけでも、パーキーソン病で車椅子で来た方が歩いて帰った症例や、脳血管障害で麻痺の方が車を運転できるようになったり、アトピー性皮膚炎や線維筋痛症の改善、抗ガン剤イレッサを原因とした間質性肺炎が治ったりするのですね。このほか、免疫性疾患やうつ、B・C型肝炎、肝硬変で移植が必要な人が治ったり、腎不全の改善例もあります」

と前山院長は自信をみせる。もちろん、今日人気を集めつつある巷で行われる美容目的の〝血液クレンジング〟ではなく、二〇〇cc採血できるドイツ直輸入のオリジナルのオゾン発生装置に拘った。オゾン量も国内で最高の一回一万五〇〇〇μg吸入できる「大量自家血オゾン療法」を実現した。

「当初、このオゾン療法では、B・C型肝炎、肝硬変などインターフェロンが効かない患者を何とかしたいと思って導入したのですが、肝炎などでは四、五回前後やっただけでウイルス量が激減、七～八万あったウイルス量が五回やって一万を切った症例もあり、数回やれば線維筋痛症、脳血管性麻痺など感染症や神経障害にも効果的で、患者さんには生きる希望を与えることができます。

この〝これで治る〟〝何とかいけそうだ〟という感覚が治癒過程には非常に大切で、こう感じると患者さんも積極的にリハビリに励み、加速度的に症状は好転してゆくのです」

このオゾン療法とは、ドイツをはじめとする欧州では五〇年以上の歴史があるもので、エリザベス女王が一〇〇歳以上の高齢を維持できたのはオゾン療法を受けていた所為とのエピソードもあるという。

一回行っただけで、「頭がすっきり」「体が軽快、意欲がわいた」

この療法は、採血した血液に濃度の濃いオゾン（O_3）を反応させ、血中の老廃物を除去し、再度、酸素を含んだ新鮮な血液を血中に戻す療法だ。一回行っただけで、「頭がすっきり」「体が軽快、意欲がわいた」「視界がくっきり」とかの体感があるという。

「オゾンは血液中の酸素を増やすのでガン細胞が増殖しにくい環境を作れ、抗ガン剤による副作用の軽減効果もあります。イレッサによる間質性肺炎が、三回行っただけで治った症例もあります。驚いたのは糖尿病による壊疽で切断を余議なくされた患者さんが、三カ月で切断しなくてもいいようになった症例も二、三あり、一〇回もやれば重篤な症状が劇的に改善でき、難病対策には素晴らしい療法と言えます」

　これまで医療機関で確認された改善症例は、パーキンソン病、脳血管障害後遺症、アトピー性皮膚炎、線維筋痛症、抗ガン剤の副作用による間質性肺炎、炎症性腸疾患、うつ、B・C型肝炎、肝硬変、自己免疫性疾患（膠原病・アレルギー）、狭心症・心筋梗塞、腎不全、糖尿病の合併症など、実に多岐にわたる。

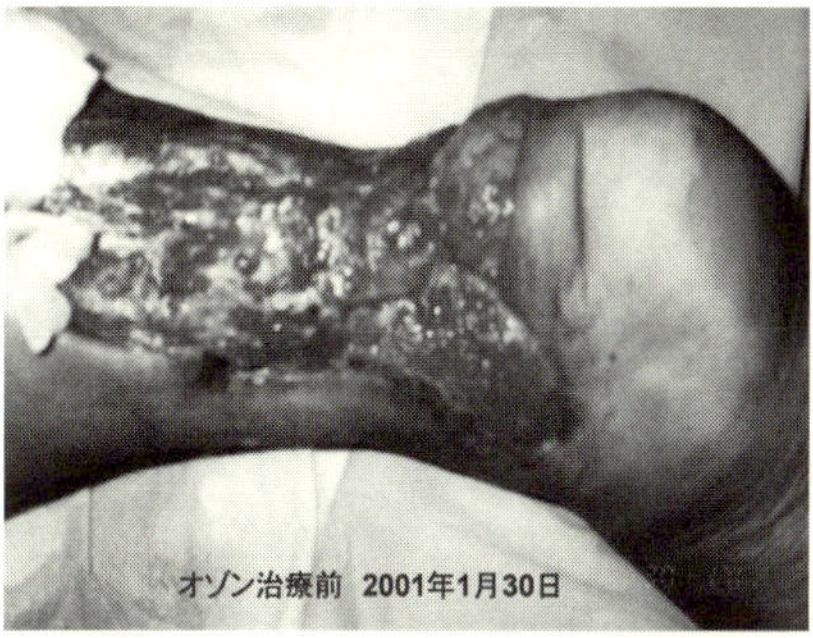

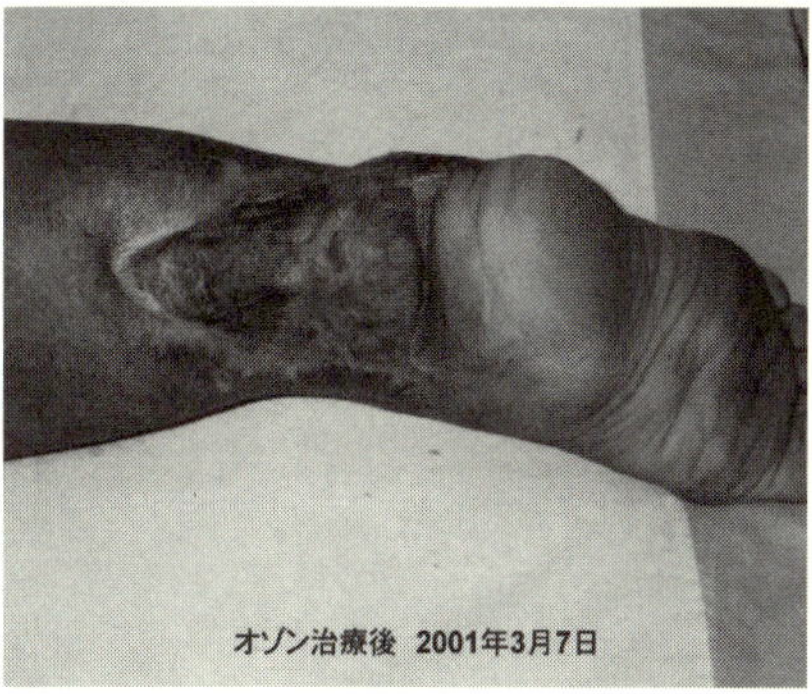

オゾン療法による壊疽の改善例

「オゾンは有害なのですが、有害なものを微量投与し、体に負荷を与えることで人間の自然治癒力を爆発させるのかもしれません。当クリニックのスタンスは、①簡単にできる、②ひとりでできる、③費用が安価、④副作用がない（軽微）ことなので、オゾン療法は十分な効果を引き出せるものです」。前山院長はオゾンの効果に目をみはる。

ゼオライトスプレーで有害物質を解毒、排泄する

次に食事療法はどうするのか？

「理想を言えば、食事療法は無農薬のオーガニック野菜や果物、無添加の加工食品を摂るべきなのでしょうが、私のクリニックではそううまくできない、食事療法のみでは何ともならないような重篤な患者さんが多いので、食品に含有し、体内に悪影響を及ぼしている体内の農薬や重金属などの化学物質などを吸着・排泄できるゼオライトを使って排毒させています。

この製品は、原料が五二種類ある中でもっとも生体活性が高いと言われる出雲モルデン沸石が主成分で、スプレー式になっている簡単なものです。ガンや難病の患者さんの場合は、口の中へ一回五プッシュを一日三回やってもらうだけです。健康な方でデトックスを目的にする場合は、五プッシュを一日二回すすめています」

このゼオライトとは、三五〇〇万年前火山が噴火し、その後海水に急速に冷やされた時にできたもので、シリカやアルミナ、ナトリウム、鉄、カルシウムなどの元素を含む鉱石のことだ。表面に一億分の数㎝の微細孔が無数にあり、この孔にガスやダイオキシン、農薬、重金属、水分などを吸着する作用があるのだ。このことから今日では、土壌改良剤などとして広く使われている。福島の原発事故の除染対策でも、このゼオライトが土壌や海水中に撒かれる計画が持

ち上がっているようだ。

スプレー式では、一番活性が高いとされる三〇〇〇ナノレベルの孔が無数にあいた出雲産のモルデナイトに、すべてのアミノ酸が含有されるフルボ酸、岐阜県御嶽山産の天然ミネラル水などを配合し、製品化されているという。

「早い人では二日酔いの軽減、咳が止まったなどのほか、便秘の改善、体重の減少、吹き出物が消えたなどの体感が得られているので、明らかに腸内に蓄積した食品添加物や農薬などの化学物質などが吸着され、腸壁が正常化したことが裏付けられます。腸壁が正常化すると免疫システムも正常化しますので、現代人にとってこのデトックス療法は、必須な養生といえます」

4 温熱療法とコロイドヨードの組み合わせも効果的

〝ガンは熱に弱い！〟というガン細胞の特性を攻める温熱療法では、マイクロ波照射装置を活用する場合もある。

「マイクロ波を使うことで、ガンの深部に確実に五〇℃の熱を与えることができるのですが、二㎝ほどの肺ガンが一回で消失した例もあります。また、酷い症例では二〇㎝の乳ガンが週一回、途中で休みましたが一年続け、消失した例もあります。

しかし、なんでもこのマイクロ波で消失できると思われても困ります。上手くいかない場合もあるのです。課題もあり、患者さんは熱さを通り越して〝痛い！〟という方もいらっしゃいます。私は、〝治療は簡単で副作用がない〟のがいいと考えていますので、あまりやりたくないのです。

だいたい週一回施術し、三カ月も続ければおおよそ消失が可能ですが、中には痛いので絶えられない患者さんもいます。当クリニックの場合では、患部が表皮に突き出た場合のガン患者さんが多いので、この場合、患部を炭化してしまうと治るのが速いのですね」

このマイクロ波の照射による温熱療法は、小型で場所をとらず患者はベッドに横たわり、患部にピンポイントで照射するだけでいい。費用は、患者に負担がかからないよう、一回一万円で施術。これとコロイドヨードの点滴の併用もかなり効果的だという。

七〇〇名以上のガン患者が使用、劇的効果が得られた

コロイドヨードとは、今から九〇年以上前、故牧野民蔵医学博士が有機ヨウ素の薬効解明と製造に世界で初めて成功し、内務省（旧厚生省）から製造許可を受けていた。それを佐藤一善氏が研究を引き継ぎ、高品質のヨード液と安定した製造技術が確立され、コロイドヨードと命名された。その後、ラットによる経口投与毒性試験にもパスし、点眼液やアトピーなどの皮膚疾患炎の洗浄、化粧品などに使用された後、抗ガン効果および免疫力の回復として製品化されたという。

コロイドヨードの効果メカニズム

（エイズを例として）
①ヨウ素を超微粒子コロイドにすることで無毒化する。
②その超微粒子コロイドヨードの成分のヨウ素（I^-）
③このヨウ素と結合したタンパク質をHIVが食べることで、ヨウ素は遊離し塩（I_2）となる。その時放出する電子が核膜を破壊し、HIVそのものが死滅する。（ガン細胞の場合も同様のメカニズム）
④塩（I_2）となったヨウ素は体外に排出される。

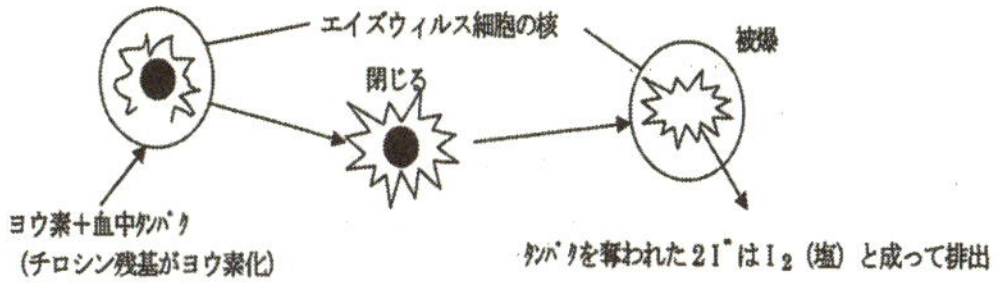

700名を超える末期ガン患者に使用し、効果が認められた

コロイドとは気体や液体などに溶け込み、分散している状態で、10^{-5}cm、10^{-8}cmの超微粒子だ。

このコロイドヨードの効果について、前山院長は言う。

「開発者によれば、七〇〇名を超える末期ガン患者に使用し、副作用もなく劇的な改善効果が得られたことなどから、ガンや糖尿病、血管障害、そのほかの治療に対しますます期待されているものです。

飲用及び注射の適用では、心臓病、脳髄炎、脳腫瘍、脳梗塞、脳出血、心臓血管障害、パーキンソン病、筋委縮症など多岐にわたり、医師による注射治療では白血病、ＨＩＶ、放射能被曝障害、Ｃ型肝炎、てんかんなどに効果があったことが確認されているといいます。

私も二〇〇五年から使用していますが、一番手ごたえを感じています。注射は一日一回三〇ccが基本ですが、転移・進行ガンで現代医療では手の打ちようがないと言われたガン患者さんの場合でも、二時間おきに三〇ccを投与、温熱療法などを併用することで、三、四カ月間での消失例は相当数あります。先日、白血病の患者さんに二時間おきに三〇ccを投与しました」
このヨードも安価なので、前山院長の治療法のスタンスに十分叶うものだ。

【子宮ガンが膀胱まで転移したが四カ月で克服】（Hさん、二二歳）

Hさんは、若いため病気になるなどまったく考えてもいない典型例だった。しかし、気づいた時には、子宮ガンが子宮内にとどまらず、膀胱壁まで浸潤。子宮も膀胱も全摘を検討するレベルだった。

●治療：前山院長は「もう少し早い時期に来院していただきたかった」と思いつつ、次のような治療メニューを提案した。

・「ガンを治すための一〇カ条」の実践
・下腹部を韓国式蒸しサウナ器で徹底的に温める
・コロイドヨードを二時間おきに飲用
・イメージトレーニング
・音楽療法

「二二歳で手術して、子宮どころか膀胱まで切り取られたらたまらない。Hさんは疑問点を私に毎日電話で確かめるほどの熱心さで治療に取り組んだのです」

●結果：四カ月後、ＭＲＩでほぼ完治を確認。この結果を病院の主治医より伝えられたHさんは、泣いて喜んだそうだ。「まだ二二歳。先の長い人生。体にメスを入れることは極力避けたいものです」と前山院長は語る。

【抗ガン剤と放射線治療が不能の乳ガンを三カ月で消失】（Eさん、二四歳）

Eさんは左乳房にしこりを発見したものの、「これはガンではない。私はガンになるような歳ではない」と自分に信じ込ませ、そのまま放置。しかし、日ごとにしこりは大きくなり、病院にいった時は乳ガンの診断。「手術よりも抗ガン剤と放射線で治療」という方針となった。

しかし、この治療は大変辛くEさんは逃げてしまい、そのまま当クリニックへ。

●治療：「私の前では、泣くばかりで会話が成立しないのです。どうしようかと思いましたが、幸いEさんは泣きやんだので、〝必ず治る〟と告げ、以下を指示しました」

・コロイドヨードを二時間ごとに飲用
・温めの風呂に長時間入ること
・植物繊維剤による便秘の解消
・温灸器で患部を温める

●結果：Eさんは「これにかけてみます」。二週間で腫瘍の縮小が確認され、Eさんはさらに熱心に養生に取り組んだ。三カ月後、腫瘍は消失し、超音波検査で腫瘍が認められないことを確認。胸は完全な形で残り、本人の喜びようといったらなかったという。

【手術不能のスキルス性胃ガンから一カ月で回復】（M氏、三九歳）

進行の早いスキルス性胃ガン。M氏は腹膜にもガンが拡がっているとのことで手術不能。翌月には緩和病棟に入院するまで手配。何とか飲食はできるものの、体力的に厳しい状態だった。

●治療：「私が指示できたのは、コロイドヨードの二時間ごとの服用だけでした」

●結果：「しかし、一カ月後には本人から連絡があって、『温泉に遊びに行っていた』。こんなことがあっていいのでしょうか。私は唖然としていました。

M氏から学べたことは、

・本人がガンを正確に受けとめ、逃げることもなく、取り乱すこともなかった。

・治療に極めて熱心だった

・〝治ったら何をする〟という目標設定が明確だった

・体調の変化を（良くなろうと、悪くなろうと）常に軽快していると受け止め、喜んでいた。数え上げるときりがありませんが、人間の精神力の神秘さ、偉大さに驚かされたことでした」

【四カ月で大腸ガン手術後の肝臓転移が消失】（Oさん、四九歳）

大腸ガンを手術して「治った」と思ったのもつかの間、肝臓への転移が発見された。Oさんは「奈落の底に突き落とされた」ように不安でいっぱいだった。

「実は、このパターンは多く見られます。胃腸の血液が吸収した栄養をのせてすべて肝臓へ行くため、その血流にのってガン細胞も肝臓へ転移しやすいのです。私としては、これはかなり治癒しやすいパターンといえます。そこで、不安そうなOさんにガンができるメカニズムと、転移してもまったく恐くはないことを十分説明し、『必ず治ります。延命ではなく完全治癒しますよ』と宣言してしまいました」

「Oさんはあっけにとられたようですが、徐々に顔に明るさが戻ってきました。Oさんは冷たいものが大好き。お茶も冷やしたものしか飲まない。夏なのに手足が冷たくなっていました。本人はこれを自覚していません。この悪習慣が大腸ガンから肝臓転移の遠因となったのかもしれません」

●治療：Oさんの生活習慣を踏まえ、以下のような治療法を提案した。

・「ガンを治すための一〇カ条」の実践。とくに冷たいものは飲まない

・韓国式蒸しサウナ器で体を徹底して温める

・冬虫夏草による免疫力アップ

・コラーゲン、核酸の飲用

●結果：これを四カ月続けたところ、肝臓の転移は認められなくなった。

「Oさんは、体調もよくなり、今では『冷たいものを飲むと調子が悪くなる』とまで言っていました。やはり、日頃の体調が重要なことを改めて考えさせられました」

【C型肝炎から肝硬変、さらに肝臓ガンとなったが四カ月半で消失】（N氏、五〇歳）

このパターンも多いもので、肝臓ガンを手術しようにも肝硬変で肝臓の予備能力が低くなっているので手術は不能。

「N氏は肝臓内のガンが直径三㎝超えるものが一つと、あとは小さいものがパラパラある状態、次々発生するガンに『もうきりがない』とのことで来院されました。まだお子さんが六歳なので、『この子が成人するまで死ねない』という意識が強く、焦りが先行していましたが、私は『それだけの気持ちがあるなら、治りやすい』と考えていました」

●治療

・「ガンを治すための一〇カ条」の実践

・海藻フコイダンの飲用

・冬虫夏草の飲用

●結果：「これを四カ月半実践したところ、超音波上、肝臓ガンは消失しました。しかし、肝臓機能を回復させるため、コロイドヨードでC型肝炎ウイルスをゼロにする、冬虫夏草で傷んだ肝臓の修復――この二つの治療も現在も続行しておられます。体調・顔色も良くなり、『若返った』（奥さん）とのことです」

5　ガン攻略の新たな挑戦

米国で話題の二酸化塩素療法（ＭＭＳ）を採用

当然ながら、時間の経過とともにガンや難病治療に有効な情報が入ってくるので、徐々により良い療法に切り替えてゆくのは必然だ。

「一つの療法では全部に効くというのは、あり得ません。手持ちの武器はあればあるほどいいですので、ドイツ医学中心に情報収集しています」

また、昨年から同クリニックで使い始めたのは、「ＭＭＳ」という二酸化塩素療法だ。これは米国のジム・ハンブル氏が一九九六年、南アフリカで偶然鉱山の発掘中に見つけた物質で、これを応用開発したのが亜塩素酸ナトリウム（Ａ液）とクエン酸（Ｂ液）という、サプリメントだ。

開発者であるジム・ハンブル氏は、自身のマラリアをはじめ、ＡＩＤＳ、肝炎、ヘルペス、そのほか数十種類の病気を数時間から数日以内に治したという、まったく信じられない話がホームページで紹介されている。こうした同氏が著したドキュメント『21世紀のミラクルミネラル・ソリューション』によると、東アフリカのマラウイ共和国にあるクリニックで、七万五〇〇〇人以上のマラリア感染者にＭＭＳを臨床試験したところ、血液検査の結果、治療率は一〇〇％。また、マラウイ政府は別の臨床試験でも同様の結果を得たという。

難病中の難病であるＡＩＤＳにいたっては、五〇〇人以上治療して六〇％の人たちが三日以内に快復、通常生活に戻った。また、全体の九五％の人たちが三〇日以内で元気になったというのだから、まったく信じられない話だ。

同氏によれば、世界に蔓延している慢性疾患や感染症、アレルギーは化学物質、重金属などが人体に蓄積した結果起こるという。もう一つの要因はウイルス、バクテリア、寄生虫などが人体に悪影響を与えた結果、身体の恒常性や免疫力が低下し発症すると考える。

そこでこれらの有害な物質を無害化し、除去すれば多くの疾病や感染症からは解放できるというのだ。もちろん、人体に有益な善玉菌や細胞に影響を与えないので人体には無害という。しかも、一回の摂取量は一セント（一円）くらいの低コストというのだ。

これが今や米国だけでなく、全世界中でサプリメントとして購入が可能なのだという。もし、これが出鱈目、インキチなら世紀の大発見ならぬ、世紀の大嘘つきということになるが……。

安全性を確認、全身の乾癬症が二カ月で消失した

では、前山院長は、この二酸化塩素療法をどのように考えているのか？

「自分でも飲んでみてさらに自分に注射してみて、異常がないことがわかったので、五〇人のモニター調査をやってみたのです。飲み方が難しく、結局、三滴を一日四回飲むのからスター

トし、次に三滴を一日六回まで増量、それでOKなら次の日は、4-3-4-3-4-3という具合に増量してゆくのがベストなことがわかりました。

今、有名病院で何ともならない肺の奇形腫に使用していますが、縮小しつつあり、かなりの手ごたえを感じています。また、七歳の脳幹腫瘍のお子さんが二カ月飲んで、歩行時のふらつきが消えた症例もあり、ガンが縮小、医師から驚かれた事例が数例でています。

また、風呂に入れ、経皮吸収させるのも効果的で、全身乾癬症の方は二カ月で消えています。皮膚吸収によって、体内の毒物が免疫作用で排泄されるのかもしれません。

アトピーの痒みで夜泣きする六歳の子どもさんが、一回一〇〇ccを入れたお風呂に一〇分くらい入っただけで、夜泣きしなくなった例もあります。

ジム・ハンブル氏よれば、細菌とウイルスの死滅作用と、免疫力を向上すると言っていますが、電子をあたえ、還元作用を引き起こしているのだと思います」

ジム・ハンブル氏が言う適用症状では、免疫系疾患のアレルギー疾患、膠原病、バセドウ病、口腔内系では歯痛、歯周病、腫瘍、皮膚系疾患の傷、吹き出物、水虫、虫さされ、乾癬、アトピー性皮膚炎、皮膚がん、感染症ではインフルエンザ、エイズ、ヘルペス、マラリア、結核、脳・髄膜炎など、そのほかでは心房細動、胃潰瘍、関節炎、骨粗鬆症、気管支喘息、肺気腫、肝硬変、耳鳴、痛風、白内障、動脈硬化、坐骨神経痛、不眠症、便秘など広範囲に及ぶという。

前山院長は、

「ジム・ハンブル氏はかなり強気な発言をしており、免疫系や感染症だけでなく、認知症、自閉症、強迫神経症などの精神疾患も改善すると言っていますが、私が実際、そうした症例を確認したわけではないので全面的に信用していません。

しかし、糖尿病には劇的に効いており、三〇〇を超える血糖値が二週間ほどで正常値になった症例もでています。飲む量があわないと吐き気と水分の多い下痢が起こる場合がありますが、値段が格安で、一人で簡単に自宅でできるというのが私のポリシーにあいますので、かなりの可能性を感じています」

【MMSの改善症例】

●三五歳、女性

婦人科検診でヒトパピローマウイルス（＋）であり、将来、子宮頚がん発症が懸念された。二酸化塩素を内服し、三週間後の検査では、ウイルスは（－）となり、医師は「こんなことはあり得ない！」と驚いたという。定期的に再検査の予定。

●三二歳、男性

肺腫瘍。手術後再発。抗ガン剤治療をするが、腫瘍はジワジワ大きくなっていった。二酸化塩素内服開始二カ月で腫瘍の縮小がＣＴ検査で確認され、本人も体調が良く、主治医も驚いた。

●五二歳、女性

左乳がん。手術拒否。腫瘍は徐々に大きくなり、ついに皮膚を突き破り体表にガンが出現。二酸化塩素内服と入浴による皮膚療法を併用。三カ月で腫瘍は縮小、浸出液も出なくなった。まだ症例数が少ないが、今後のＭＭＳの臨床モニター結果が待たれるところだ。

食欲がある〝余命○カ月〟は可能性が高い

総合すると、どのような患者が助かりやすいのだろうか?

「ここのクリニックに来る人は、〝余命三カ月〟〝余命半年〟とか診断された人がほとんどなのですが、元気で歩いて来られ、食欲があって食べられるならば、ぐっと可能性は高くなります。

現代医療で宣告された余命は、あてになりません。ここに来る人は年末になると、〝来年の桜は見られない〟という患者さんが多く来ますが、これを何とかしてあげるのは、腕の見せどころです。ガンが骨盤に飛んで歩けない場合はまず歩けるようにし、それから色んな手を打ちますので、前向きな気持ちを持っていただけるなら、可能性はあるのです。

代替療法の組み合わせとしては、〝余命○カ月〟と宣告された場合でも症状によって組み合わせますが、ほとんどの患者さんはもう二〇〇、三〇〇万円は使いきって私のところに駆け込んできますので、月二、三万円で組み合わせる場合もありますが、月間一〇〇万円以下で治癒させることは可能です。高ければいいというわけでもありません。

〝諦めた余命三カ月〟〝食欲がない余命三カ月〟は難しいですが、〝ウナギ食べた〟とか〝焼肉食べた〟っていう患者さんや、食欲がある患者さんは、比較的に可能性は高くなります。命は、医者が決めるものではありません。自分の命は自分で守り、自分の意志で取り組んでほしいと思います。〝全部お任せします〟というのが一番よくありません。医者任せにせず正しい情報を収集し、自分で治療方法を研究し理解、納得するまで医師に尋ねる姿勢が大切です。それで怒鳴られるのなら、セカンドオピニオンを探すことです。自分の命がかかっているのですから、大切な命を人に委ねてはいけません」

「どんな方法でも病気を治す！」と宣言する前山和宏院長の挑戦は続く。

◎連絡先◎
メディアートクリニック
東京都中央区日本橋本町一―四―九　電話　〇三―六二二二五―二一六五

第7章　ガンを攻略する温熱・多角的免疫強化療法
――温熱デトックスとファスティングでサーチュイン遺伝子を活性

ガーデンクリニック中町院長　**吉水信就**

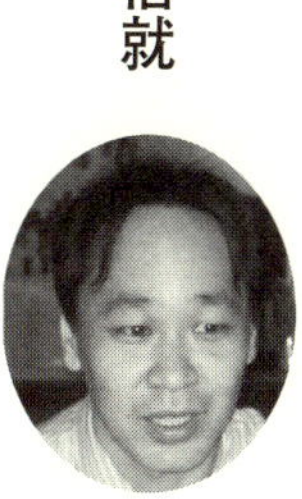

一九九八年東邦大学医学部卒業後、同年四月慶応大学病院外科学入局、〇四年三月外科研修カリキュラム卒業。〇四年四月埼玉社会保険病院に出向、外科医長（腫瘍学専門）。一〇年ガーデンクリニック中町院長を兼任。

三大療法だけのガン治療では限界が見えてきた。再発、または進行・転移ガンの場合、「手の施しようがない」との声も少なくない。そこで、「デトックス」と「ファスティング」で宿便や体内毒素を排泄、生野菜・果物ジュースなどのローフードで体質を改善。この後、ホルミシス岩盤浴や温熱療法などを併用し、徹底的に体を温める。自力歩行ができ、食欲があれば回復が可能という。自宅療養での体質改善が大きな力を発揮する。

1　デトックスジュースとファスティングで体内解毒

「ガン患者を何とか救ってあげたい」

ガーデンクリニック中町（東京・世田谷区）は、数年前から脳神経外科の権威、故吉水信裕院長と公子夫人の二人三脚でスタートしたクリニックだ。残念ながら、吉水院長は一昨年二月他界したのだが、〝ガン患者を何とか救ってあげたい〟としたその想いは、名著『温熱・多角的免疫強化療法――ガン難民を救う第四の医療』（中央アート出版社）に著され、子息の吉水信就現院長に継承された。

名前のごとく、庭先のエントランスには三色菫やパンジー、水仙、ラン、アジサイなど、四季折々の草花が咲き乱れる。ジャスミンの蔦がホワイトを基調にしたエントランスを蔽う。クリニックというよりはサロンといった趣だ。ここで末期ガン患者を対象にした治療が行われているとはとうてい思えない。

秘密はフロアから通じる半地下にある。ここを改造。この中にガン細胞を叩くための、二〇人ほどが同時に入れるホルミシス岩盤浴と半身浴、ミストサウナの三つの機能をあわせもつ施設をメインに、遠赤外線ドームがついた宝石温熱ベッド、カンゲンイオン装置、高酸素吸入器、可視光線療法つきベッドなどが各部屋に設置される。「ガンは四二℃以上の熱に弱い！」という弱点を徹底的に攻めるものだ。

「ホルミシス岩盤浴は体を温めるには欠かせない療法で、ここに五分入って五分休憩し、五〇〇ccの還元水を補給しながら、また五分入って五分休憩という具合に入っていただきます。

当初、患者さんはあまり汗が出ないのですが、ホルミシス効果で徐々に代謝が円滑化し、一週間もすれば、ほとんどの方が大量の汗をかくようになります。汗が出るようになったらしめたものです。これと並び体内からはデトックスジュースを飲んで解毒し、さらに食事代わりに果物・野菜ジュースを一日五〇〇cc以上摂ります。

あとは宝石温熱ベッドと遠赤外線療法で徹底的に体を温めるのです。カンゲンイオン療法も手足に無刺激の端子を着けるだけで、免疫や内分泌ホルモン、神経系に作用し、一日数回行いますが、ほとんどの患者さんは気持ち良くなって寝てしまいます。そして体調に合わせ、高濃度ビタミンCや活性酸素除去剤などを投与し、乳酸菌や各種免疫系サプリを摂って一週間もすれば徐々に元気になり、一カ月も養生すればかなり体質改善ができます」（吉水院長）

一番いい方法を患者さんに提供するのが医師の務め

同クリニックで患者を診ている吉水信就院長の治療方針としては、「西洋医学一辺倒ではなく、患者さんにとって一番いい療法を提供するのが医師の務めだと思います。手術、放射線、抗ガン剤治療が一番適していると考えれば、この三大療法を行います。しかし、これらの治療には限界がありますので、例えば、末期ガンの患者さんの場合、ＱＯＬを犠牲にして、辛い治療を受けても必ず治る保証はありません。ならば、患者さんのＱＯＬを尊重しながら、ガンと無理に戦わずに共存しながら、余命を穏やかに過ごしていただく治療法が必要だというのが私の考えです。

三大療法と免疫療法は真逆の関係で、三大療法は免疫を下げ、免疫療法は免疫を高める療法です。ですから、ガン治療を免疫療法主体に考えるのであれば三大療法は行わない方がいいでしょう。免疫療法は三大療法を行った場合の免疫低下を抑えられ、食欲の低下や体のダメージを緩和することができます。また、大手術を行う場合、事前に免疫療法を実践していると、手術の合併症の危険性を少なくする可能性があり、術後のリハビリにも効果的ですので免疫療法の併用をおすすめします。

これを決定するのは患者さん自身で、患者さんが今、どういう病気が進行しており、治療法がどんなものがあるのかを理解する必要があります。病院任せ、医者任せというのが一番よくありません。皆さんは、ガンや病気になった時にどうするかと真剣になりますが、一番大事なことは病気にならないこと、老化をゆっくり進める健康づくりが大切です。病気になって取り返しがつかない場合もあり、予防に優る治療法はないのです」（吉水院長）

腸内の毒素や汚れが慢性病を誘発

体質改善として第一に取り組むのは「ファスティング」（断食）と「デトックス」（体内解毒）だ。ファスティング、または断食といえば苦しいイメージだが、ヨーロッパでは「ナイフを使わない手術」と言われ、最高の民間療法の地位を獲得しているという。

同クリニックでは、デトックスジュースという、タマネギなどの植物を主原料にした特殊なオリゴ糖と野草酵素が配合された甘くて美味なジュースを活用する。腸内細菌叢を短期間に善玉菌に改善できるからだ。

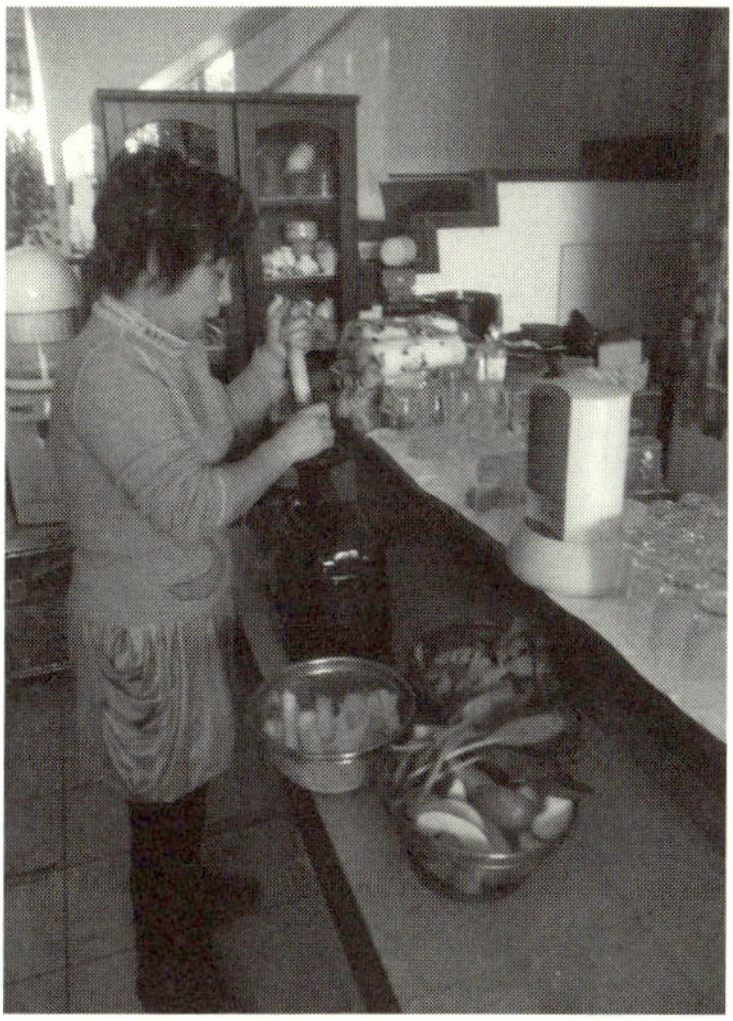
野菜ジュースを作る

飲み方は簡単、二五〇cc前後のコップに大さじ一杯のデトックスジュースを溶かし、これを朝食代わりに三杯飲み干すだけでいい。効果はてきめん、早い人は午前中に数回、遅い人は二～三回、便意を催してくる。回数が重なるうちに固形物から水っぽい便に変わってくるのだが、何日か続けると、途中から黒の固形物が大量に出たりする。

「これが腸壁にへばりついた宿便です。即効性がありますが、下剤は一切含有しておらず、短時間に増殖した善玉菌によって排便が促されるのです」（吉水理事長）という。

このデトックスジュースは便秘で悩んでいる人にも最適で、「うちの主人も亡くなる数日前、便秘が酷くなり、薬剤を使ってもお腹が張って苦しかったのですが、デトックスジュースを飲んだら、直ちに四kgもの便が出て、お腹をスッキリすることができたほどです」と吉水理事長はデトックスジュースの効用を話す。

では、なぜデトックス（排毒）が必要なのかと言えば、腸内が汚れ、老廃物や毒素が蓄積していたのでは、せっかく健康にいい栄養素を摂りこんでも吸収が損なわれるからだ。

また今日、食べ物や加工食品などには残留農薬や重金属、食品添加物が含まれ、一人平均年間八kgも蓄積されていると言われる。体重六〇kgの人では、その割合は一〇％を超える。有害重金属などは、腎臓や肝臓障害を招くほか、皮膚障害や呼吸器障害を引き起こすとも言われる。アレルギー症状や代謝異常、疲れやすい、便秘、慢性的な頭痛、精神的なイライラ、不眠症などの症状は、この重金属が引き起した疑いが濃厚だ。

近年、三人に一人の疑いがあるアトピー性皮膚炎などのアレルギー症は、「母親の胎内に蓄積した有害物質が胎児に流入し、三〇〇gほどの『胎便』となって腸内にとどまり、これが幼少期まで排泄されず、アトピーや発熱、体調不良を引き起こしている場合もあるのです。

そこでこの便がデトックスされると、アトピーの改善をはじめとする体調不良が一気に解消されるケースもあるというのです」（吉水理事長）との説もある。

このデトックスジュースは、便秘の解消や宿便の除去だけでなく、アレルギー症の根本的な解消も期待できるという。

若者三四人中正常な精子は一人しかいなかった！

この腸内に蓄積した老廃物や化学物質は腸壁を狂わせ、ホルモンの働きをかく乱し、遺伝子を損傷、様々な細胞のコピーミスを引き起こしている可能性も高い。近年、増加していると言われる染色体異常は、この化学物質の所為ではないだろうか。

また一〇年ほど前、帝京大学では若者の精子を分析した。その結果、「三四人中、精子が不妊症レベルを超えたのはたった一人だった」という報告はショッキングだった。

こうした事例は複数報告されており、十数年ほど前、日本不妊学会で二〇歳前後の男性六〇人の精子を調査した報告が発表された。この内容は、「六〇人中五七人の精子の異常率が一〇%を超え、不妊治療を要する」と示唆されたことだ。精子の異常率が一〇%を超えると不妊治療が必要とされるので、日本の若者には生殖能力が喪失していることを意味しているのだ。

この若者の多くは、「ハンバーガーをよく食べる」傾向がうかがえ、素材となる牛は成長ホルモン剤を投与されており、このホルモン剤によって内分泌がかく乱されていることが示唆されたことは記憶に新しい。

近年増加している〝草食系男子〟は、内分泌ホルモンがかく乱された疑いが濃厚だ。

ダイオキシンが内分泌をかく乱する⁉

残留農薬や食品添加物、環境ホルモンなどの化学物質の中で、〝史上最悪の毒物〟とされるのは、ダイオキシンだ。このダイオキシンが遺伝子を損傷し、奇形児を生んだり、精子減少や流産、子宮内膜症を誘発する元凶と指摘される。

恐ろしいのは、世界中に化学物質の脅威を警鐘した書籍『奪われし未来』でも摘発されているように、ダイオキシンの毒性が青酸カリの一万倍、サリンの一〇倍と言われ、一gの一〇億分の一というナノグラム、一gの一兆分の1というピコグラムの超微量で、人体に影響を及ぼすということだ。

東京大学医学部の有名准教授が発表した報告では、女性の体内にも相当量のダイオキシンが蓄積されていることが判った。この研究では、妊娠中期女性や妊娠末期女性の血液や、臍帯血や羊水を採取し、環境ホルモンであるビスフェノールAやダイオキシンの検出を行った。

その結果、すべてから内分泌かく乱物資が検出され、妊娠中期の羊水において高濃度の内分泌かく乱物質が見つかった。母体から環境ホルモンの胎児への移行が示唆され、成人よりも胎児が一番曝露されていることがわかったのだ。

このダイオキシンは、ゴミ焼却灰や産業廃棄物焼却施設から大量に発生する。これが大気を汚し、やがて土壌に浸み込む。そして雨水に流され川や海に流れ込み、飲料水に混じったり、魚介類に蓄積する。これを人間が食べるという構図だ。

食物別では、ダイオキシンは脂肪に溜まりやすい性質があり、魚類では六〇％、乳製品と肉類からそれぞれ約一〇％が取り込まれる割合だ。

こうした化学物質が脂肪に溶け込み、内分泌ホルモンがかく乱されている怖れがあるので、ファスティングを交えた定期的なデトックスは、二〇代・三〇代の女性をはじめ、便秘の人も健康な人も実践した方がいい。

ファスティングすると体も頭も爽快、リフレッシュできる

メスを使わない手術と形容されるファスティングで得られる生理作用は、以下の七つが期待できるという。

①解毒力アップ。脂肪に蓄積された水銀や鉛、ダイオキシンなどの有害物質が脂肪燃焼に伴って遊離し、排泄。

②自己治癒力アップ。酵素が代謝酵素に回され、身体の弱っている部分やダメージを受けた細胞が修復され、病気の回復が早い。

③内臓機能のアップ。働きぱっなしの胃や腸、肝臓や腎臓などの臓器を休められ、内臓の機能を本来のレベルに復活させる。

④ダイエット。代謝が活発になり、ファスティングジュースから得るビタミン、ミネラルが脂肪燃焼をサポート。

⑤美肌効果。肌の新陳代謝が良くなり、「肌がつるつるに」「ニキビが消えた」といった効果も。
⑥血液サラサラ。血液から余分なコレステロールを取り除く。
⑦味覚が敏感に。生の野菜など素材そのものの美味しさがわかり、良質なものか舌で分別できるようになる。

初心者には三日間ファスティングがおススメ

初心者がファスティングを行う場合は、同クリニックでは三日間ファスティングを勧める。
①一日目の朝は良質な水を二〇〇〜四〇〇ccを飲む。良い水は代謝を促進するので重要。
②手作りジュース（ニンジン、ホウレンソウ、キャベツ、バナナ、豆乳、レモン汁を混ぜる）を一日三回食事代わりに飲む。後は水分補給だけ、一日一・五ℓが目安。清涼飲料水やカフェイン入りのコーヒーは控える。タバコ、アルコールは厳禁。固形物を摂りたかったらスイカ、メロン一切れならＯＫ。ハードなスポーツは避ける。ジュース三回で一日五五〇Ｋｃａｌほど。これを三日間続ける。
③復食期の一食目はお粥。三日間は肉類や油物は控える。良質な水を多めに摂る。固形物は少しずつ摂る。ビタミン・ミネラルが豊富な野菜や果物を多めに。食物は〝マゴワヤサシイ〟（239頁参照）。
これであなたの体はリフレッシュ！　腸内は解毒され、頭もすっきりする。

断食というと苦しいというイメージだが、不思議と一日目、二日目を超えるとお腹が空かなくなり、体が軽快、体調が良くなるという。病気の人には免疫力の増強、解毒力を高めるほか、「肌がツルツルになった」「ニキビが消えた」などの美肌効果や便通の改善も多いというのでこれはぜひおススメだ。

この三日間断食は一回だけでも効果的だが、できるなら三カ月に一回は実践したい。朝食だけジュースに切り替え、残り二食は普通食にするプチ断食も効果的というので、生活の中に組み込みたい。

2　代謝酵素を使えば、代謝不全は解消する

ファスティングすれば消化酵素を使う必要がない

国民病となった慢性病が増加するもう一つの理由は、酵素が不足し、代謝不全を招いていることだ。これに野菜や果物から欠乏したビタミン・ミネラル不足が拍車をかけている。

「一言でいえば、食べ過ぎです。食べ過ぎることで酵素が消化酵素だけに使われ、代謝酵素に振り分けられなくなってしまったことです。食べ過ぎによって糖質やたんぱく質、脂肪などの消化に酵素が手一杯となり、その分、細胞の代謝でつかう酵素が不足し、ミネラルの欠乏とあいまって、細胞が代謝できなくなってしまい、様々な障害が起きているのです」（吉水院長）

酵素栄養学の世界的な権威、エドワード・ハウエル博士によれば、「一生の間の酵素の生産量は決まっており、酵素ゼロになった時は生理作用が止まったときで、死を意味する」という。したがって、ファスティングすれば、消化酵素を使う必要がなく、その分が代謝酵素に回され、代謝不全が解消されるというのだ。

この消化酵素と代謝酵素の関係は、シーソーに置き換えるとわかりやすい。一生作られる潜在酵素の量は決まっているので、食べ過ぎによる潜在酵素が消化酵素に傾くと、その分代謝酵素に使う潜在酵素が少なくなってしまう。消化酵素を使わなければ、その分代謝酵素の産生は右肩上がりとなるわけだ。

酵素が減少するほど細胞は老化してしまう。酵素は生命力の触媒であり、全ての化学反応、全ての生物反応に関与し、酵素なくして生命現象はあり得ないというのだ。

例えば、車にガソリンを入れても、これを燃焼しないことには車は走ることができない。発火の役目が酵素というわけだ。

また、ファスティングすることでのメリットは、日頃、疲れ気味の胃腸を休めることができる。いつも消化するために胃腸に集まっていた血液を、大腸や腎臓などの排泄器官はじめ体のすみずみまで行き渡らせ、全身を活性化することができる。血行が促進されれば細胞の代謝は円滑化し、体温も上昇、血液中の老廃物を燃焼することができるという。これがファスティングが「ナイフを使わない手術」といわれる所以だ。

このように酵素は生理作用全般を担っているので、消化酵素を無駄遣いしない食養生に切り替えることが、ガンもしくは慢性病の改善には大事な戦略だ。酵素はこれまであまり栄養学では注目されなかったが、自然・代替療法を実践する医師の間では、酵素が豊富な生野菜・果物ジュースの摂取は常識だ。

野菜、果物、魚介類の生、発酵食品には酵素が豊富

この体内酵素を補う手段としては、次の三つを心がけたい。

①野菜、果物、魚介類をできるだけ生で食べる
②納豆、ぬかづけ、みそ汁、漬物などの発酵食品を食べる
③玄米などの未精製の穀物を食べる

酵素は熱に弱いので、加熱して調理すると酵素の働きはなくなってしまう。「野菜や果物はできるだけ生がいいのですが、毎日、摂るには飽きてしまうので、低速ジューサーで絞り、リンゴやオレンジ、パイナップルなどで味つけすると美味しく飲めます。もちろん、最低でも減農薬、できるなら無農薬が条件です」(吉水理事長)。

こうしたローフードなどで酵素を多く摂っている人ほど、腸壁が正常化し、腸内細菌叢が善玉菌優位の環境となる。その結果、血液は浄化され、細胞には新鮮な栄養素や酸素が届けられ、代謝が円滑化し、老化(酸化)しにくい。若々しい人ほど、この体内酵素が豊富ということなのだ。

逆に野菜や果物をあまり食べず、動物性タンパク質や乳製品中心の欧米型食生活をしていたのでは、消化酵素を大量に消費してしまう。また、アルコール漬けの生活や食品添加物が含有される加工食品中心の食生活を続けていれば、肝臓で解毒酵素が大量に浪費されてしまう。

その分、代謝酵素に回されなくなってしまうことは前述した。したがって、食べ過ぎを改め、酵素が豊富な食生活に切り替えれば、メタボ症候群や慢性病は改善できるのだ。

酵素が減少すると免疫力も低下する

代謝酵素が減少すれば、
・エネルギー産生に使われる酵素が減少する
・細胞にエネルギーが届けられなければ、細胞は弱まり、老化が促進
・体内での毒物の解毒作用が弱まる
・神経やホルモン系のバランスが崩れる
・免疫や自己治癒力が弱まる
・細胞が弱体化しやがて壊死、病気にかかりやすい体質となってしまう
などの症状を生むといわれる。

この体内酵素を活かす酵素医療を実践、ガンや難病治療に高い実績を上げている医師たちによれば、酵素の消耗を防ぐライフスタイルとして、

①アルコール、食品添加物、人工色素、保存料などをできるだけとらない
②ショ糖の過食を控える
③高脂肪・高タンパク食を控える
④食事の量を少なくする
⑤抗生物質や西洋薬剤は極力使わない

などが挙げられる。

酵素を活性するには第一にミネラルも必要だ。とくに三〇〇種の酵素反応に関わっているマグネシウム、次に二〇〇種以上の酵素反応に関わっているのが亜鉛だ。亜鉛はタンパク質の合成に関わっており、全身の細胞を入れ替える新陳代謝を担っているミネラルだ。

こうしたマグネシウムや亜鉛は、野菜や果物、海藻、魚介類に多い。とくに消化酵素としては、大根おろし、キャベツ、山芋、パイナップル、苺、パパイヤ、キウイ、イチジク、バナナなどに豊富に含まれているので、できるだけ生で日常的に摂取したい。

3　腸の健康を取り戻す

腸は生理作用すべてをコントロールする

ファスティングによって改善できるのは腸の健康だ。とくに腸は、〝第二の脳〟と言われ、消化、

吸収、解毒、排泄をはじめとする生理作用をコントロールする機能を持っている。

「例えば、外から流入した飲食物を栄養として消化・吸収したらよいのか、有害物質として除去・排泄したらよいのか絶えず判断し、膵臓・肝臓など他の臓器へ指令を下す最前線のコントロール・センターの役目を担っていると言われています。このため〝第二の脳〟と言われ、脳死しても腸は消化吸収の働きを続けており、植物状態となっても体が生きていられるのは、腸が活動を続けているからなのです。

こうした一連の作業は脳や脊髄からの指令ではなく、反射的に反応させるための内在性神経系をもっていることになり、このような独自な神経をもっているのは腸だけなのです。また、脳内には一五〇億個あると言われる神経細胞どうしの情報伝達に使われる『セロトニン』というホルモンが存在するのですが、なんとその九〇％が小腸に存在することがわかっています。このセロトニンは、脳神経の中枢センターのような働きがあり、その範囲は大脳皮質から感情脳である大脳辺縁系、生存脳の視床下部、脳幹、小脳、脊髄などあらゆる脳神経に及んでいるのです。これだけ脳の中枢センターの働きをするセロトニンは、腸内の善玉菌と悪玉菌のバランスによって作られており、このバランスが崩れると第二の脳の働きも阻害されることとなるのです」（故吉水院長）

これが腸を健康に保つことが優先される理由だ。

腸内で腐敗が起これば、細胞にきれいな血液は届かない

腸には一〇〇兆個、善玉菌や悪玉菌、日和見菌など五〇〇種類以上もの腸内細菌が共棲していると言われる。この腸内細菌叢がブドウ球菌、ウエルシュ菌などの悪玉菌優位の環境となっていたのでは、腸内で腐敗が起こる。腐敗が日常化したのでは、腐敗菌や毒素などが腸内を占め、細胞にきれいな血液を送り届けることは不可能だ。

「この結果、栄養やきれいな酸素が細胞に届かなくなり、代謝が損なわれ、十分なエネルギーが作られなくなります。この悪玉菌が腸内で増殖することになれば、硫化水素やインドール、スカトールなどの有害物質が作られます。これらは発ガン物質で大腸ガンの温床ともなり兼ねないのです。

現在、米国では、マクガバン報告以来、国民に脂肪や肉類の過剰摂取の弊害を訴えた結果、ガンの患者数は減りだしていますが、日本ではこれまで少なかった大腸ガンや乳ガンが急増しています。言うまでもなく、日本人が欧米の肉食中心の誤った食生活を推進し、慢性的な飽食を続けた結果、それに伴い、腸と血液が汚れてしまったのです。

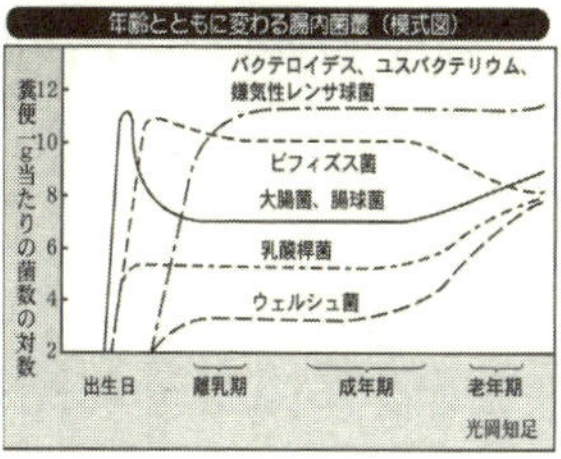

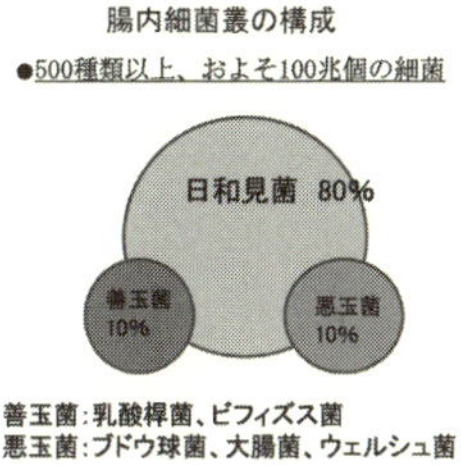

食の欧米化で腸内に動物タンパクが残留、腸内腐敗を招く

私のところでは数十種類の野草や果物を発酵させた酵素ジュースを使い、排泄を円滑化する酵素ファスティングを行っています。腸が浄化され、血液に新鮮な栄養と酸素を届ければ細胞の代謝が円滑化し、体も温まり、免疫力と生命力も高めることができるのです」（吉水院長）

欧米食による動物タンパク質は、消化するまで腸内で長く滞留、腐敗菌の餌となり、悪玉菌の温床と言える。

また、ビフィズス菌などの善玉菌は、加齢とともに減少、四〇歳から急激にウエルシュ菌などの悪玉菌が増加傾向となるので、ビフィズス菌の餌となる食物繊維やオリゴ糖などを摂取することが腸内細菌叢を善玉菌優勢の環境に維持できる食養生だ。腸内細菌叢が善玉菌優位になっていれば免疫細胞が活性するので、インフルエンザや風邪などの感染症にかかりにくくなる体質をつくることもできる。

4 「ガンは四二℃以上の熱に弱い！」

低体温では生命機能が脅かされる

今日、社会の都市化や車社会の興隆などで、運動不足が加速され、低体温が増加傾向にあることが指摘される。ガーデンクリニック中町に訪れる患者も例外なく、低体温症がほとんどだという。

「患者さんを診て感じることは体温が低いことで、末期ガンの患者さんでは三五℃台がかなり多くみられます。理想の体温は三六℃後半から三七℃ですので、たいへん低体温の人が増加しているのではないでしょうか。

体温が一℃下がると免疫力が三〇～五〇％下がると言われ、逆に一℃体温を上昇させれば免疫力が三〇％上昇、あるいは専門家に言わせれば七倍上昇するという説もあります。

体温を一℃上げることは、簡単なことのようですが、実は大変難しい。というのは私たちの体は、体温が三六～三七℃前後が一番生命活動が活発化するよう設計されているからで、自分の意志とは関係なく、血液や汗の調整で体温が一定に維持されています。猛暑で外気温が四〇℃になっても体温は上がりませんし、外気温が下がっても皮膚表面の血管を収縮し、血液の流れを内臓に集中、生命機能の維持が優先されるように恒常性が働くのです。

ですから一℃体温を上昇するのは簡単ではないのです。二℃も体温が低いガン患者さんの場合、それだけ生命機能が脅かされていることになり、三大療法だけではガンを治すのは難しく、体温を上げて免疫力や生命力を高め、自分の力でガンを治す必要があるということです」（吉水院長）

したがって、同クリニックで最初に体温を上げ、免疫力や生命力を高め、代謝を活発化することが重視されるのはこのためだ。

低体温を招く原因としては、「一つはストレスによる交感神経の緊張過多が上げられます。

交感神経は血管を収縮する働きがあるので、この緊張状態が続くと血液の流れが悪くなります。そして、細胞に栄養や酸素を十分に送れなくなり、細胞は熱であるエネルギーを作れなくなるのです。熱が十分に作れなくなれば体は冷え、慢性化すれば低体温となります。ガン細胞は低体温を好むので、ガンが発症する温床ができあがってしまうのです」（吉水院長）。

ホルミシス岩盤浴を難病治療に使わない手はない

中でも、ガンや糖尿病、脳梗塞、膠原病、うつ病などの難治性疾患であろうと、最も効果的な療法は、低線量のγ線を放射するホルミシス岩盤浴だ。これは高濃度の放射線療法と違い、一〇〇分の一レベルの微量、または自然被曝範囲内の〇・一ミリシーベルトの放射線を全身に放射し、自然治癒力を喚起させる療法だ。3・11以来、福島原発事故のあおりで、放射線ホルミシス効果は敬遠されているのだが、「自然鉱石を原料にした放射線は人為的に作った放射線ではないので、副作用はない」（医師）との声が医療現場では圧倒的だ。

これまでＩＣＲＰ（国際放射線防護委員会）などが〝放射線は危険極まりない〟と勧告していたが、一〇年ほど前、放射線研究の世界最高権威の生命科学者のＴ・Ｄ・ラッキー博士らによって低レベルの放射線を照射することで、

①ガン細胞を見つけるとアポトーシスを誘導、即死に導くタンパク質であるガン抑制遺伝子ｐ53の活性化

②遺伝子DNA修復機能の活性化
③老化や体の酸化を防ぐ酵素のスーパーオキサイドディスムターゼ（SOD）や、グルタチオンペルオキシダーゼの活性化
④糖代謝の促進
⑤爽快作用のあるβ‐エンドルフィン、意欲がわくアドレナリンなどのホルモンの分泌を高める

などが学会報告されていた。

また、数年前、パシフィコ横浜で開催された放射線ホルミシス国際シンポジウムでは、新潟大学大学院の安保徹教授らは「西洋医学で治らない症状の原因治療が可能である」とし、中でも東北大学教授が一五〇人前後のガン患者にホルミシス療法による臨床試験を行い、格段に延命率が高まることを報告し称賛されたことは、記憶に新しいところだ。

温熱療法では病気を何でも治すタンパク質HSPをつくる

ホルミシス岩盤浴を使う温熱療法では、病気を何でも治すタンパク質と言われるヒートショックプロテイン（HSP）が作られることも大きなメリットなのだ。

温熱療法の効果をまとめると、

①HSPの産生は熱ストレスが一番有効

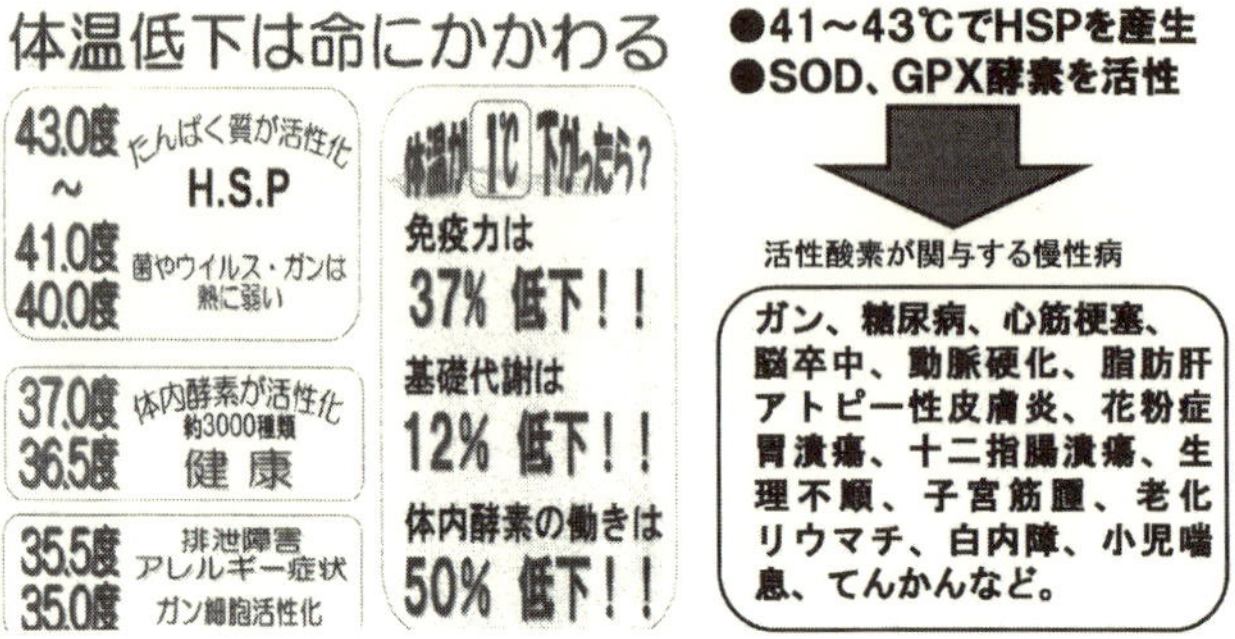
体温低下は命にかかわる
43.0度 たんぱく質が活性化
~
H.S.P
41.0度 菌やウイルス・ガンは
40.0度 熱に弱い
37.0度 体内酵素が活性化
約3000種類
36.5度 健康
35.5度 排泄障害
アレルギー症状
35.0度 ガン細胞活性化
体温が 1℃ 下がったら？
免疫力は
37% 低下！！
基礎代謝は
12% 低下！！
体内酵素の働きは
50% 低下！！
●41～43℃でHSPを産生
●SOD、GPX酵素を活性
活性酸素が関与する慢性病
ガン、糖尿病、心筋梗塞、脳卒中、動脈硬化、脂肪肝
アトピー性皮膚炎、花粉症
胃潰瘍、十二指腸潰瘍、生理不順、子宮筋腫、老化
リウマチ、白内障、小児喘息、てんかんなど。

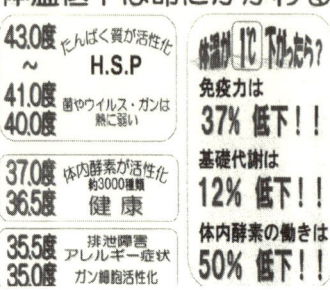

41 ～ 43℃の熱で万病を治す HSP が作られる

②ＨＳＰはどんな細胞でも遺伝子をコピーし細胞を修復する
③細胞のアポトーシスを抑制し細胞を強化する
④ＨＳＰはＡＴＰ（アデノシン三リン酸）回路を使い、どんな細胞でも修復するレスキュー効果がある

簡単に言えば、四〇、四一℃以上の温熱をかけると病気を何でも治すタンパク質が作られ、細胞が修復。同時に熱に弱いガン細胞は死滅。体温が一℃上昇することで免疫力が約四〇％上昇し、酵素活性も高くなり、代謝が円滑化するというのだ。

放射線ホルミシスと温熱療法は、ガンだけでなく難病全般にも効果があるようだ。

温温熱療法は六〇兆個の細胞内のミトコンドリアを活性する

温熱療法の中で新陳代謝が円滑化し、体温が上昇するのは、全身の六〇兆個あるとされる細胞が活性しないことに

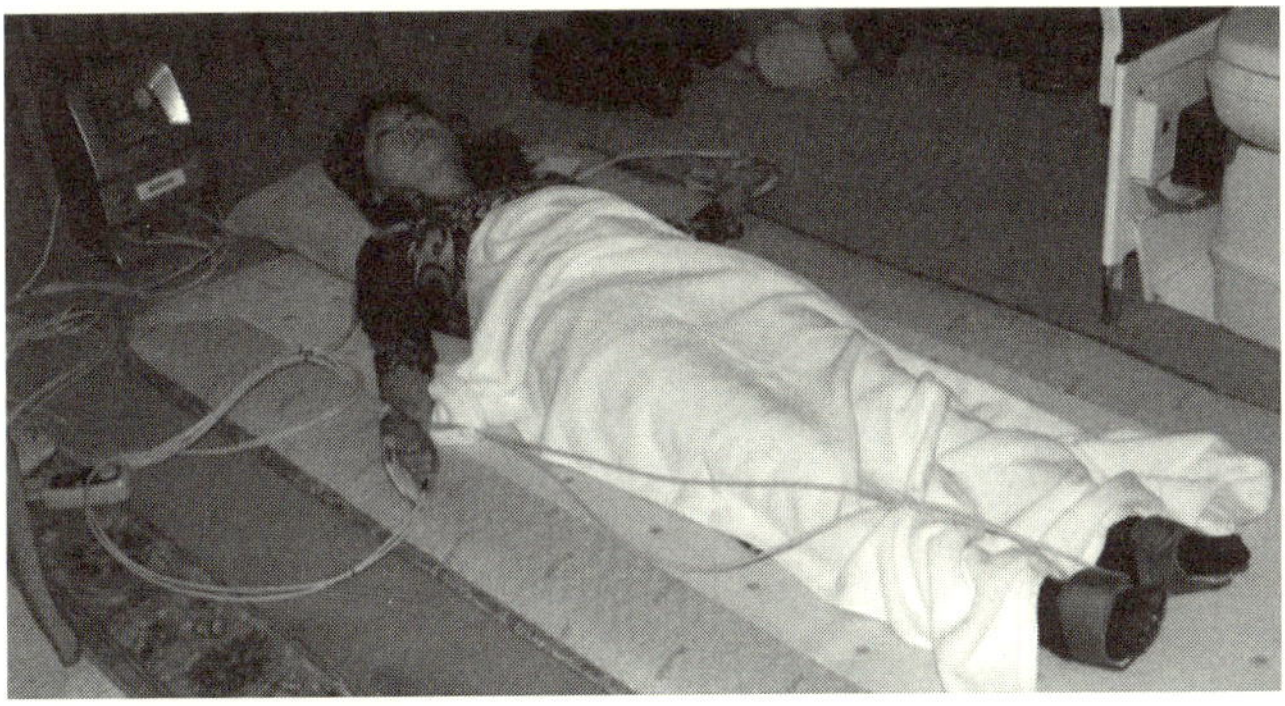

ホルミシス岩盤浴やカンゲンイオンなどで体温を上昇

はあり得ない生理現象だ。この細胞中には、「発電所」との異名がある「ミトコンドリア」というゾウリムシのような原始生命体が数百から数千個が共棲している。このミトコンドリアは脳神経細胞や心臓、骨格筋に多く含まれ、ここにブドウ糖などの栄養素が運ばれ、酸素を使い、ATP（アデノシン3リン酸）というエネルギーが作られている。

このエネルギーが全身の細胞に運ばれ、そこではじめて細胞は新陳代謝を円滑化することができるのだ。

これがTCAサイクル（クエン酸回路）というノーベル賞を受賞した理論だ。体が温まるのは、このTCAサイクルが活性したことで起こる生理作用だ。したがって、ミトコンドリア系が機能しないことには、六〇兆個の細胞は正常に働くことができないのだ。

ミトコンドリアが正常に働けるのは、三七〜三九℃の環境下と言われる。このため、長期間にわたって三五℃台の低体温や低酸素の環境が持続されると、ミトコンドリアの活動が阻害され、ATPが作られず細胞の活動が鈍り、組織に何らかの障害が起こることになる。

免疫理論の権威、新潟大学大学院の安保徹教授によれば、「うつ病などの神経障害、狭心症、不整脈、心筋梗塞、ガンなどの慢性病はミトコンドリアの活動が低下したことによる冷え症が原因の一つです」と指摘するように、ミトコンドリアを円滑化させることが健康を維持するには大切だ。

ミトコンドリア内のチトクロムCがアポトーシスを誘導する

このミトコンドリアの働きの中で、ガン治療に重要なものがあることが近年わかってきた。それは、ガン細胞をアポトーシス（細胞の自殺）に誘導する酵素が活性するらしいのだ。これまで免疫力を高めることがガン細胞攻略の大きな戦略だったが、温熱療法を併用することでガン細胞にアポトーシスを起こさせ、効果的に攻撃できることがわかってきたのだ。

それがチトクロムCという酵素の働きだ。この酵素がガン細胞に「アポトーシスせよ！」という指令を出すことが、最新の研究で判明してきたのだ。

実際、温熱療法などによってミトコンドリアが活性しだすと、このチトクロムCが増えることがわかり、「正常細胞をガン化させるとミトコンドリアが減少し、ガン細胞のミトコンドリア内ではチトクロムCが四分の一に減少している」ことが国際的な研究で突き止められた。簡単にいえば、ガン細胞を叩くには温熱療法でミトコンドリアを活性し、免疫細胞にエネルギーを与えるとともに、チトクロムＣという酵素を生成させ、ガン細胞をアポトーシスに導くことがより効果的なことが医学的にも証明されたのだ。

ガン患者を二万人以上診てきたある医師は、「ガン細胞内のミトコンドリアが〝アポトーシスを開始せよ！〟と指令すると、ガン細胞の細胞核ＤＮＡにもアポトーシス性の変性が生じ、ガン細胞の消滅が始まる。免疫力はこの時、断片化したガン細胞を飲みこみ、分解してゆく。したがって、適切なミトコンドリア治療をほどこし、アポトーシスを発動させ、強力なガン細胞を排除する免疫療法を行えば、ガン治療は完成する」と述べているほどだ。

5　強力サプリと食事療法で迫れ

リノール酸の過剰摂取が動脈硬化を発症

三大療法だけを実践し、ガン細胞を敵とみなし徹底的に叩く。その結果、宿主も弱り命を落とすというのでは話にならない。結果的にガンに打ち勝つ、またはガン細胞と共存し、ＱＯＬを高めながら延命をはかる。これが代替医療を指向する医師たちの考え方だ。

そこで、強力サプリメントの選択も大きな武器の一つだ。どこのメーカーのどの製品を使うかで、雲泥の差が生じる。しかし体内では、正しい脂肪酸を摂っているかどうかで、これもまたサプリの効き目に大きな差が生じる。

脂肪酸とは脂のこと。これが病気の改善とどう関係があるのだろうか？　と訝る向きが多いかもしれない。

人は六〇兆個の細胞から構成されていることは前述した。実はこの一つひとつの細胞膜は脂で構成される。この脂の構成比を誤ると、細胞中に必要な栄養素が届けられなかったりする懸念があるのだ。

この脂の問題には、杏林予防医学研究所の山田豊文所長が著した『病気になりたくない人はこうしなさい！』（アスコム）に詳しい。実は、ガーデンクリニック中町での食事療法やファスティングは同所長のノウハウを活かしている。

「戦後、経済に余裕が出て、動物性脂肪の摂取が増え、肥満や高脂血症が増えてきました。この血中コレステロール値を上げる動物性脂肪に対して、コレステロールを肝臓から排出させると考えられた植物油に含まれるリノール酸が、国の勧めもあって、脚光を浴びてしまったのです。その後の研究で、このリノール酸は長期的にみた場合、血中コレステロールを下げないばかりか、リノール酸の過剰摂取と動脈硬化発症の相関関係が明らかになったのです。

これだけでなく、大腸ガンや乳ガン、アレルギー疾患、クローン病や潰瘍性大腸炎などの炎症性疾患のリスクを高める可能性も証明されたのです」

これは山田所長だけでなく、日本脂質栄養学会でもリノール酸の摂取量が一九五五年頃を境に上昇、一九八〇年代に激増したことから、二〇〇二年、「リノール酸摂取量の削減および油脂食品の表示改善を進める提言」を行っていたのだ。

オメガ3系オイルの魚油、シソ油、亜麻仁油に替えればメタボは改善できる

今日、国民的課題となったメタボリック症候群は、動物性脂肪とベニバナ油やコーン油、ゴマ油、大豆油、サラダ油などに含まれるリノール酸の過剰摂取の所為だという。

リノール酸とは、オメガ6系の必須脂肪酸のことで、体内でアラキドン酸に合成され、アレルギーや炎症を促進、血液を固める作用があることで知られる。

これに対して青魚に多いDHAやEPA、海藻、シソ油、亜麻仁油などはオメガ3系必須脂肪酸でα-リノレン酸が多く含まれ、アレルギーを抑制し、抗炎症作用を持っている。

この脂のバランスが崩れたことで、細胞が正常に機能しなくなり、代謝不全を引き起こし、メタボや動脈硬化症を引き起こしていると指摘されているのだ。

事実、リノール酸の一日の適正摂取量は七gでよいのだが、今日の平均摂取量は約一三gと倍増、欧米先進国よりも日本の方がはるかに多くなっているという。今や動脈硬化や糖尿病は成人だけでなく、小学生の三〇%ほどにまで及ぶことが明らかとなっている。

食べ過ぎで起こる代謝酵素不足、農作物から激減したミネラル不足、そして、脂の摂取の誤ち、増加の一途をたどるメタボや心筋梗塞、脳梗塞などの血流障害には、こうした要因が潜んでいたのだ。オメガ3とオメガ6には拮抗作用があり、このバランスが崩れ、免疫や神経、血

管などにも様々な生理作用にトラブルが生じてしまっているという。

したがって、サバやイワシなどの青背魚をよく摂り、油はシソ油や亜麻仁油、ココナッツオイルなどに切り替えるのがいい。このオメガ3系のα-リノレン酸を摂ると体内でEPAとDHAに変化、コレステロール値を改善、脳の働きを高める効果もあるという。

「厚労省ではオメガ3とオメガ6の摂取比率は1対4としていますが、1対2、できれば1対1が望ましい。要するにEPAやDHAが豊富なイワシやサンマ、アジなどの青背魚、海藻、亜麻仁油など、α-リノレン酸が豊富な脂肪酸を積極的に摂れば、細胞膜の脂の構成比のバランスが改善され、栄養成分が細胞内のミトコンドリアに運ばれ、円滑にエネルギーに変換、代謝障害が改善され、おまけに学習能力や神経障害、アトピーなどのアレルギー性疾患も改善することができるのです」

と山田所長は述べる。

ガン対策では、この脂の切り替えは必須。亜麻仁油やココナッツオイルは生サラダにかけても美味しいので、毎日、大さじ二杯くらいは摂りたい。

このように摂るべき脂に気を付けるだけでも、体質は改善される。メタボ克服のために血糖値や高血圧の基準値を下げ、患者を病院に送り、国をあげて薬漬けを奨励することは、医療費を高騰させる愚策でしかないことを行政は知るべきだ。

ガン攻略は免疫力、新生血管の形成阻害作用、アポトーシスの誘導の三つで迫れ

前出の脂の摂取を改善すれば、サプリメント療法が大いなる力を発揮する。以下の三つの視点から攻略を考えてゆけば、ガン治療の目標達成は完成に近いのではないか。

①ガン細胞の増殖を阻止するための免疫力の向上
②ガン細胞の栄養補給路を断つ新生血管の形成阻害作用
③ガン細胞を自殺（アポトーシス）に誘導する作用

①の免疫力の向上では、サトウキビから抽出した黒酵母菌を培養し、発酵させ、その代謝産物全体を含んだ「黒酵母発酵液」や、マイクロ化した「乳酸菌熟成エキス」が有力だ。とくに乳酸菌熟成エキスは、大豆を主原料に二〇種類の微生物を用いて二年以上発酵熟成し、その分泌物をエキス化したもので、大豆ペプチドやフラボノイドのほか、酵素や抗菌性微生物、発ガン物質の活性の抑制効果があるとされる酪酸などを含む。短期間で腸内細菌叢が善玉菌優位になるので、重篤な難治性疾患でも二、三カ月から半年間の摂取で大幅な改善が見込めるという。

②新生血管の形成阻害作用では、ガン細胞は新しい血管を作ってブドウ糖などを吸収し増殖するので、この新生血管の形成を防げばいい。

③ガン細胞の自殺（アポトーシス）誘導作用は、通常の細胞と違い、ガン細胞はアポトーシスせずどんどん細胞を増殖する特性をもっている。したがって、正常の細胞がもっている細胞の自殺死を誘導できれば、増殖をくい止めることができる。

体にいい脂肪と悪い脂肪の見分け方

脂肪

飽和脂肪酸

- 牛肉
- 豚肉
- 乳製品
- バター
- ラードなどの動物性脂肪

極力控えよう

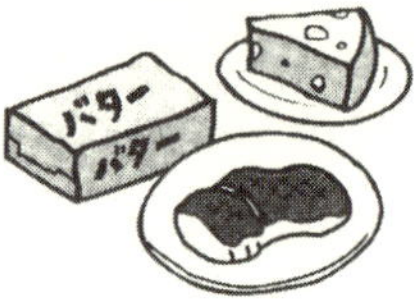

不飽和脂肪酸

オメガ3

- サバ
- イワシなどの青背魚に多い
  EPA、DHA

- シソ油
- 亜麻仁油
  などに多く含まれるα-リノレン酸

積極的に良く摂ろう!

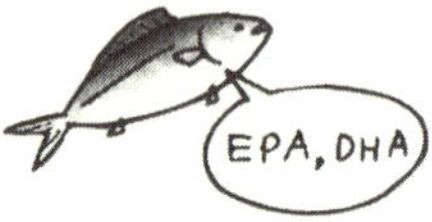

オメガ6

- 大豆油
- コーン油
- ベニバナ油
- マヨネーズ
- サラダ油
- ゴマ油
  などに多く含まれるリノール酸

極力控えよう

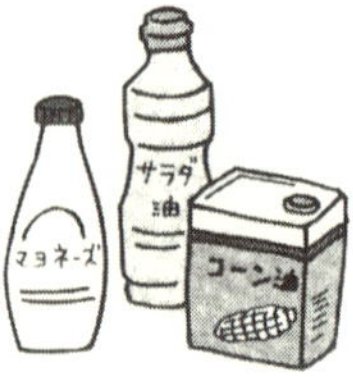

オメガ9

- オリーブ油
- キャノーラ油
  などに多く含まれるオレイン酸

加熱料理にも

オメガ6を控え、青背魚に多いオメガ3を
積極的に摂ることが健康の秘訣

出典：『病気になりたくない人が読む本』山田豊文著（アスコム）

この②と③の作用を満たすのが、ナノバブル水素水フコイダンだ。

フコイダンは、ガン細胞のアポトーシス誘導作用と新生血管の形成阻害抑制作用、免疫力賦活作用の三つを備えていることで医療機関から注目されるモズク由来の海藻多糖体なのだが、この製品は一〇ℓ中に五万㎎ものフコイダンを含有する。通常の清涼飲料水は一〇〇℃前後で加熱処理しているので、酵素が死活しているのがほとんどなのだ。したがって、市販される野菜ジュースや果物ジュースから酵素の働きは得られない。

しかし、このナノバブル水素水フコイダンは、加熱殺菌していない。そのため、海藻が持っている酵素などの栄養素を生きたまま補給できる。さらに活性酸素を無害化し、細胞を活性化する水素が特許製法によって八〇ナノメートル（一〇〇万分の八〇㎜）にナノバブル化状態で溶存。一ccあたり何と桁はずれの一五〇〇万個を含有、その上ビタミンCが一万㎎も含まれている。

この大量の水素が全身の細胞中のミトコンドリアを活性するので、短期間での代謝の向上が期待できるわけだ。通常フコイダン製品は一本四万円代が多いのだが、この製品は一〇ℓ入りで三分の一の価格を実現した。「一日三〇〇ccから六〇〇ccも飲んで貰えば、一、二カ月で予想以上の結果が得られると思います」（開発者）とのことだ。

野口英世の発案でつくった活性酸素消去剤で免疫力をアップ

また、慢性病の八割以上に関与すると言われる活性酸素の無害化が期待できる活性酸素消去剤「パプラール」を投与するのも効果的だという。この製品は、野口英世の発案により五〇年以上前に開発、麻薬中毒や結核、やけどにまで効く特効があった薬として認められた医薬品だ。原料は、精製水に白金とパラジュウムが溶解したもので活性酸素消去剤として特許を取得した。体内で白金から膨大な酸素とパラジュウムから水素を発生し、この二つの物質が血液中で酸化還元反応を起こし、白血球の増加を促す作用があるという。

したがって、活性酸素によって障害を受けた全身の細胞の粘膜を正常化し、自律神経にも作用、免疫機能を向上し、毒素の排泄も可能というのだ。

実際、「私のクリニックでも患者さんの症状に応じて一日一～数アンプルを投与していますが、胃の痛みがその場で緩和したり、モルヒネを使って痛みがとれなかった患者さんの痛みが軽減したりし、原因不明の難病の症状の人に使っていますが、気分がその場で爽快になったり、熟睡できたりだるさや疲労感もなくなるようで、患者さんに大変喜んでもらっています」（吉水理事長）という。

ホルミシス岩盤浴や遠赤外線や可視光線、カンゲンイオンなどを照射する理学療法などをメインに、この三つの基本戦略を満たす強力サプリを患者の症状にあわせ投与するので、酵素活性や免疫力、生命力はがぜん高まってゆくのは当然の帰結だ。

温熱・断食療法でサーチュイン長寿遺伝子が数倍活性！

むろんのこと、人の体質を決定するのは毎日何を食べているかだ。できるなら、前項で述べたように納豆、味噌、漬物などの酵素食品とともに日常化したい食養生は、九〇年代に米国がガン死の歯止め対策として啓蒙したように、動物タンパク質や油脂類、乳製品を制限し、穀物、菜食、魚介類など元々も日本にあった伝統食こそが望ましい。

「私たちのクリニックでは、前出の山田豊文所長の指導を受け、患者さんに勧める食材は、マ（豆・豆腐類）・ゴ（ゴマ）・ワ（ワカメなどの海藻類）・ヤ（野菜）・サ（魚）・シ（椎茸などの茸）・イ（芋類）が中心です。こうした食材にデトックスジュースや酵素ジュースなど、ローフードを使った食事療法を実践し、これにファスティングと温熱療法を加えた効果をみるために、『サーチュイン長寿遺伝子』の変化を検査してみました。

その結果、いろんな断食療法よりも七〜九倍も活性が高いことが判明したのです。現在、追試を続け、医学的に論文発表する予定ですが、ありえない数値がでているとの報告を医療機関から受けたのです」

吉水理事長はこれを実践しているので、確かに実年齢より一五、一六歳は若々しい。

このサーチュイン長寿遺伝子とは、二〇一一年六月、NHKスペシャルで放映、大反響となり、話題を独占した。長寿遺伝子とは、老化を遅らせ、寿命を延ばすというありがたい遺伝子のことだ。この遺伝子は三食満足な食事をしている時は休眠しているらしい。

臨床試験や動物試験では三〇％減食した場合、この遺伝子が目覚めるというのだ。そして、細胞中のミトコンドリアを効率良く活性化し、慢性病の八割以上に関与する活性酸素の害を防ぐとともに、免疫力の低下、動脈硬化、高血糖、痴呆、骨粗鬆症、脱毛、白髪などの老化を予防。しかも、美肌作用と持久力を高め、抗ガン作用まであるという。

事実、番組では、二〇〇〇年行われた猿集団の比較試験が紹介され、食餌三〇％減の猿は艶も良く肌も張りがあって元気で若々しい。脳の断層写真でも委縮はなく、記憶力も良く持久力も優れていたことが判明した。

この疫学調査もあり、一〇〇歳以上の元気な老人を調査した結果、若い時から小食を続ける人に、長寿遺伝子が活発化しているという。どうも人類を始めとする哺乳動物は、長年飢餓状態に陥った履歴を持っていたらしい。そのため、飢餓にさらされても存続できるメカニズムが遺伝子に備わっていたようだ。

これで〝腹八分〟が健康には良いことは今日の科学で明らかとなった。病気を治したかったら、薬を飲むことではなく、断食療法を実践するのが秘訣だ。

このファスティングで体内の有害物質を解毒（デトックス）しながら、ホルミシス岩盤浴や宝石岩盤セラピーなどで体を徹底して温め、酵素活性を高め、免疫力を高めてゆく。そして、前述した三つの視点を改善する強力サプリでガン細胞を攻めてゆけば、進行・転移ガンといえども自宅療養での改善が可能なのではないだろうか。

◎連絡先◎
ガーデンクリニック中町
東京都世田谷区中町四丁目—五—三　電話　〇三—五七〇六—九三一七

エピローグ――ガンは自宅療養で治せる

本書のテーマの一つである「抗ガン剤は本当に効くのか?」という問題は、『患者よ、ガンと闘うな』(文藝春秋)を著した慶応大学医学部の近藤誠医師の告発が発端だ。今から十数年前のことだ。

当然、医師会は反発、「いい加減なことを言うな」と喧々囂々の非難にさらされた。

しかし、本書でも述べたが、すでに二〇年以上前に米国では、国立ガン研究所(NCI)の所長が「抗ガン剤は反抗ガン剤遺伝子(アンチドラッグジーン)によって無力化される」と議会証言。続いて一九八八年、NCIは二〇〇〇頁に及ぶレポートを公表、「抗ガン剤は強力な発がん物質で、新たなガンを発生させる」と結論づけされたのだ。

それだけでない、九〇年になって米国議会の技術評価局(OTA)は、三大療法の無効性を認めた三〇〇頁に及ぶOTAレポートを発表、通常療法よりも食事、栄養、瞑想、運動、呼吸、心理、イメージなどの非通常療法の評価をすべきとし、厳しくNCIを批判したのだ。

日本では、「エビデンスがない」と馬鹿にされる代替療法だが、OTAでは、「エビデンスがない」のは抗ガン剤などの三大療法だと断罪されたのだ。

以来、患者の四~六割ほどが栄養療法やサプリメント療法、心理療法、運動療法などが実践され、米国では九〇年代前半から毎年三〇〇〇人ずつガン死が減りだしているというのだ。

国内では、その後、『免疫革命』（講談社インターナショナル）を著した新潟大学大学院の安保徹教授が免疫力と疾患の関係を明らかにし、「免疫を低下する抗ガン剤は直ちに中止すべき」と主張。

これで「抗ガン剤は本当に効くのか」との疑問が全国に広がった。しかしながら、安保徹教授にしても「国立大学の教授ともあろうものが、厚労省が認可している抗ガン剤治療を批判しているのはもってのほか」と非難される。また、近藤医師は現在六二歳にして、教授でもなく講師という肩書だ。真意のほどは不明だが、「学内で近藤医師と立ち話をしただけで、出世が不利になる」との噂もあり、医師会や教授会などから相当のバッシングを受けているという。

ガンは五～八カ月でリバウンド、再増殖する

この問題に喰いついているのが、『抗ガン剤で殺される』『抗ガン剤の悪夢』（花伝社）など、抗ガン剤が認可されるまでのカラクリや、二〇％前後しかない抗ガン剤の有効率、抗ガン剤の副作用が列記される医薬品添付文書など、製薬業界や医療界の実態などを次々あぶり出している環境問題評論家の船瀬俊介氏だ。

同氏が抗ガン剤を無効とする根拠の一つは、OTAレポートに影響を与えたとする一九八五年に報告された『東海岸レポート』だ。このレポートは、国立大学が中心になってⅣ期の肺ガ

ン患者七四三人に行った抗ガン剤の臨床試験の結果だった。

この試験では、被験者を四つのグループに分けた。①は三種類の抗ガン剤を投与、②は二種類、③は一種類、④は別の抗ガン剤一種類。そこで、それぞれの「ガンの縮小率」と「副作用」、「生存期間」を比較したのだ。

その結果、ガンの縮小率は高い順に①二〇%、②一三%、③六%、④九%だった。

ところが、「副作用死」をみたところ、①と②は投与後数週間で死亡者が続出し、死者は単独投与群の③④の七〜一〇倍に達したという。また、「生存期間」を比較したところ、①が二二・七週と最も生存期間は短く、「ガンの縮小率」が六%と一番効果がなかった単独投与群が三一・七週と一番生存期間が長かったのだ。

いったい、これは何を物語っているのだろうか?

「ガンの縮小率の低さにも驚きますが、通常、患者は三種類投与群が一番効果があるだろうと思って治療を受けるわけです。しかし、三種類投与群の副作用死は、効かなかった単独投与群の七〜一〇倍に達したのです。

延命期間においても三種類投与群が最も短く、縮小率が六%と一番効果が出なかった単独投与群の生存期間が一番長かったのです。国内では複数投与するのが常識なので、この結果はぞっとします」

と船瀬俊介は抗ガン剤の使用に憤慨、自然・代替療法を普及すべきと主張する。

またこの研究では、抗ガン剤のリバウンド試験も行った。これも抗ガン剤が無効とされる結果だった。縮小率が二〇%だった①複数投与群は最速二二・七週（約五カ月）でガン腫瘍は元のサイズに戻った。そして縮小効果六%の③でも三一・七週（八カ月）でガンは再発し、元どおりに再増殖したのだ。

同レポートでは、「生存期間も腫瘍が再増殖するまでの期間が長かったのは、それまで放射線治療を一度も受けて来なかった患者たちだった」と報告され、NCIもOTAでも「抗ガン剤も放射線も人に良いものではない」と結論づけされたのだ。

これらの報告が米国政府を動かし、九〇年代に入ってガン治療の方向性を一八〇度転換したという。

抗ガン剤を長期間投与すると効かなくなる!?

筆者は、すでにこうした医療現場を二〇年以上取材してきた。本書に登場する医師たちは、三大療法だけに固執せず、免疫を下げないよう、自由診療の薬剤や自然・代替療法を駆使し、患者を救っている。

東海岸レポートと同様な結果や意見は、医療現場でかなり耳にした。

抗ガン剤の使い方を巡っては、「当初、抗ガン剤は効果があっても長期間服用するのは、副作用のデメリットの方が大きい」（済陽高穂院長）、「ガンは先祖返りした細胞なので、抗ガン剤と放射線治療を使うとさらに強力なガンを生むことになる」（沼田光生院長）、「Ⅲ・Ⅳ期では初期の治療を乗り越え再発、また、ガン細胞は全身に転移しているので通常療法だけでは心もとない」（白川太郎院長）、「抗ガン剤が効くのは、初期や短期間の場合で、長期間投与ではガンは耐性を見つけるので抗ガン剤は効かなくなる」（有名外科医）などが大方の意見だ。

また、「代替療法を実践し、元気がでてきたところで、かかりつけの医療機関で抗ガン剤を投与され、亡くなってしまった」（医療関係者）という声も多い。再発、転移したガンの場合では、三大療法だけでは限界があることを少なくとも治療を受ける側は、もっと理解すべきではないか。

もうすでにこうしたことが日常茶飯事となっていることを厚労省も医療界も熟知しているはずだからだ。ここに前出の船瀬俊介氏が激怒する理由があるのだ。

自宅でできるガンの養生法とは？

では、家庭で実践できガン克服が可能で、しかも再発を予防できる療法を列記したい。

一番おススメなのは、「玄米菜食と野菜・果物ジュース」の摂取。玄米は白川院長が勧める玄米粥が有望だ。フライパンで玄米を乾煎りし、一時間程度弱火で煮てつくる。そうすると、免疫賦活する成分とガン細胞をアポトーシスに導く成分が玄米から溶出するようなのだ。

次は必須ミネラルや微量ミネラルがイオン化状態で溶け込んでいる「イオン化ミネラル水」。

これは医療機関ですでに実績がでている清涼飲料水だ。体内の酵素を活性し、眠っていた遺伝子を起し、ガン攻略のためのシステムが作動するというのだ。同時に今、使っているサプリメントの効果をさらに高めてくれる作用も期待できる。

ここまでは金額的には安価なので、どなたでも実践できる。

これと並び家庭でできるのは「温熱療法」だ。できれば、羅天清療法で使われる「温熱ヒーター」や高浜療術院、ガーデンクリニック中町で使用する「宝石岩盤浴マット」などを使いたいところ。経済的に苦しい場合は、お風呂での半身浴によるリラックス療法。

免疫細胞がガン細胞を襲い、ガン細胞が縮小する様子をイメージするイメージ療法は、金がかからず誰でもできるので、寝る前にこれも一〇分以上は実践したい。できるなら、お笑いモノや喜劇ＤＶＤを揃え、一日六〇分前後無理にでも笑える環境を作りたい。これだけでも免疫力は数倍アップするはずだ。

これに安保徹教授が提案する「体を温める」ための入浴やウォーキング、酸素を取り入れるための「深呼吸」もあわせて実行。沼田院長が勧めるペットボトルでの「脳幹刺激」と「脳幹マッサージ」は、自分で自律神経のバランスを調整でき、体の恒常性を高めることができる。

これらを一～三カ月しっかり実践すれば、かなりの体質改善が可能だ。筆者の取材では、ここまでの養生だけでガンを克服したという声も少なくない。また、マイクロ化した乳酸菌分泌物エキスやナノバブル水素水フコイダンなどは、比較的安価で強力な働きが得られる。

このほか、重篤な場合は免疫細胞療法や遺伝子治療薬の投与、ビタミンCの高濃度点滴療法、ニンニク注射など、経済的な問題がからむが予算にあわせて併用したい。

自分で作った病気は自分で治せる

注意したいのは、たとえば手術でガンを摘出した場合、「もう切り取ったから安心です。これまでどおりの生活ができます」と言われた場合。本文でも名医が指摘するように、ガンは「生活習慣病」または「代謝病」なので、生活が改善しないと再発の可能性が高いのだ。

したがって、前述した家庭でできる養生法、または自然治癒力アップ法はガンが治癒、または消失しても続ける必要があるということを理解したい。くどいようだが、ガンは自分で作った病気なのだから、自分で治すことが可能なことを肝に銘じたい。

ガンの通常療法または医療行政を巡っては、問題が山積だ。

しかし、再発、転移ガンの場合は自分の命がかかっている。落ち着いて情報を収集し、何が最良なのか選択し、ガンや難病に取り組みたい。決して諦める必要はない。少なくとも本書にご登場いただいた諸先生方はその方法を知っている。良い医師と出逢えれば道は開ける。そして、免疫を高める自宅療養をしっかり実践してゆけば、たとえ現代医療から見放されても、活路は十分見出せるのだ。

素晴らしい先生方やご関係者からご協力をいただき、素晴らしい本ができあがりました。ありがとうございます。

二〇一二年五月

著者

上部一馬（うわべ・かずま）

ジャーナリスト。岩手県陸前高田市出身。1977年、明治学院大学卒業。学習研究社代理店に勤務の後、1992年、健康産業流通新聞社に入社。2000年フリーに。とくに医療現場におけるガンの代替療法に精通する。テーマは精神世界、超常現象、農業、環境問題など幅広い。『健康情報新聞』の編集長兼務。主な著書『やっぱり、やっぱりガンは治る』（コスモ21）、『難病を癒すミネラル療法』（中央アート出版社）、『3.11東日本大震災　奇跡の生還』（コスモ21）など。

ガン治療に夜明けを告げる
――代替療法、先端療法、統合療法でガンに挑む７人の医師・先端医療家たち

2012年7月20日　初版第1刷発行

著者 ―― 上部一馬
発行者 ― 平田　勝
発行 ―― 花伝社
発売 ―― 共栄書房
〒101-0065　東京都千代田区西神田2-5-11出版輸送ビル2F
電話　03-3263-3813
FAX　03-3239-8272
E-mail　kadensha@muf.biglobe.ne.jp
URL　http://kadensha.net
振替　00140-6-59661
装幀 ―― 渡辺美知子
イラスト ― 高橋文雄
印刷・製本 ― シナノ印刷株式会社

ISBN978-4-7634-0636-1 C0047

論より証拠！　ガンをなおす「いずみの会式玄米菜食」

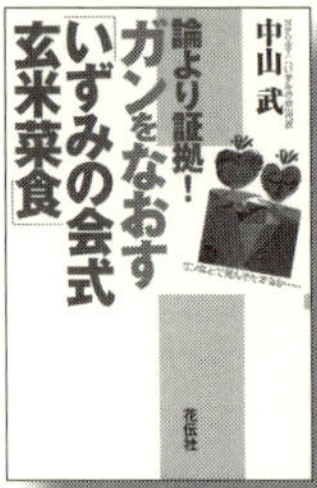

中山 武
（本体価格 1700 円＋税）

●ガン患者の会員 13 年間の生存率 94・8%！

末期ガンを宣告された人を含めて 700 名のガン患者さんが元気で生きている。抗ガン剤も放射線も使わず、食事の改善や心の改善などでガンを克服した論より証拠の実践例、今日から作れる玄米菜食献立例など、「いずみの会式ガン対策」のご紹介。

抗ガン剤の悪夢
ガンは治せず、延命せず

船瀬俊介
（本体価格 2000 円＋税）

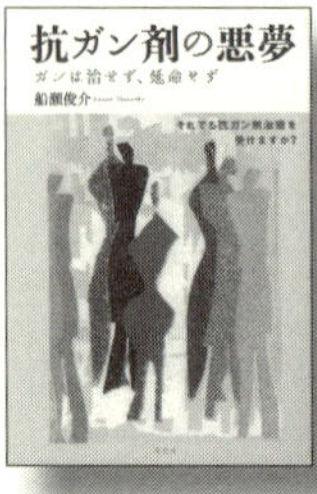

●戦慄の抗ガン剤治療。その実態と医療関係者のホンネ

患者だけではない、看護師も家族もあぶない！　超猛毒は放射性物質なみ。衝撃の『取り扱いマニュアル』。「イレッサ」800 人の死、悲しみと怒り……。それでも抗ガン剤治療を受けますか？